Super Food

超級食物
飲食革命

大腦科學家教你運用日常食物中最強大的成分，
顧好腸道健康，對抗發炎、預防肥胖、糖尿病、
癌症、憂鬱症、自閉症、失智症

腦神經醫學
研究博士　**黃玉華**———著

我們的健康是自己的責任，
預防永遠是最好的策略

　　Sam（黃玉華）邀我幫她寫序時，我覺得有點怪，身為她的伴侶和商業夥伴，我如何能保持客觀？

　　事實是，我沒辦法，因為我是她最死忠的啦啦隊。在我們長達17年的婚姻中，從新竹到台北，到波士頓、西雅圖，然後回到台灣落腳花蓮，我目睹她從未止息地追尋知識和真理，找尋生命成長和轉化的機會。能在此介紹她寫此書的初心和動機，是我的榮幸。

　　18年前當我們相遇時，我們兩個對飲食的重要性根本沒概念，雖然我們各自的父母都有人因為癌症過世。Sam的父親長期有糖尿病，因突然發生的淋巴癌離世；我的母親，從日本嫁到美國，沒有運動習慣又每天一包煙，在我大一時，因腸癌轉移肝臟逝世。

　　婚後不久，我們因 Sam 要攻讀神經科學博士而搬到波士頓。但有件讓她心碎的事情發生了——她多年的摯友突然罹癌過世。這件事讓她正視生命的脆弱，也開始注意健康的重要。但對我而言，我過去的飲食壞習慣實在太強大，覺醒的時間比她晚很多。

　　我在1970~80年的美國長大，美國加工食品革命正逢全盛時期——大量化學防腐劑、人造油脂和精製糖、鹽份的過度加工食品是市場主流。年少時的我不知道這些食物的危險，只知道它們很好吃，愛到不行！小學時我天天拿蘋果汁當水喝，大啃多力多滋和士力架巧克力棒。

　　我們在波士頓時，我不僅沒跟著她改變飲食習慣，還因為創辦公司的壓力太大，開始狂飲啤酒減壓，甚至抽起已戒了五年的菸！再加上缺乏運動，我的體重開始狂飆，我很清楚問題有多嚴重，但是我不知道該怎麼辦。

然後，悲劇再度發生。Sam 的姐姐被診斷出癌症末期。她才 47 歲！這震驚的消息讓我們都心碎了。

大約同一時間，我在波士頓的一位好友，終於點醒了我。有一天他問我：「Michael，想像一下，你在外太空的太空船上，只有身上的太空衣能保護你。難道你不會特別珍惜這件太空衣，想確保它不會受到損壞嗎？」

「當然」，我說。「那就對了，那件太空衣就是你的身體。」

這位朋友的話之所以有效，部分原因是他的確身體力行，過著健康的生活。部分原因是他非常直接，基於愛。有一次我們一起吃飯，我點了速食漢堡，他直率地問我，「Michael，你為什麼要吃那個垃圾？」我無法回答。

Sam 的姐姐最終還是過世了。她是我和 Sam 踏上健康之旅的主要原因。若我們當年有今天具備的知識，能及時和她分享，或許她今天還能跟我們在一起。

我們無法改變過去，但可以貢獻知識幫助其他家人和朋友了解健康的重要，改變他們的未來。Sam 寫這本書，就是為了和讀者分享她這些年在健康、飲食，以及科學方面的學習，讓大家能避免我母親、她父親、她最好的朋友和姐姐的命運。

我知道 Sam 在寫書的過程參考並整理了許多科學文獻，讓這本書成為一本很好的參考書。我希望您和我一樣，能在每一頁感受到她的用心和愛。這本書是個起點，但不會是終點。保持身心健康是一生的旅程。藥物無法治癒我們（最終還是靠身體治癒自己），醫生無法拯救我們。我們的健康是自己的責任，預防永遠是最好的策略。

我和 Sam 都已體驗食物改變健康的力量，希望這本書也能對您的健康旅程有些貢獻。

Earthling Superfoods 共同創辦人

Michael Nystrom

靠身體的抗病力和自癒力
對抗各種疾病

2015 年 2 月 13 日星期五，我最親愛的姊姊黃梅萍 (May) 在台大因腸癌離世，得年 49 歲。

她生病後，我才知道她長期有腸胃症狀，除了每天必須吃所謂的「酵素」才能排便，胃痛更是家常便飯。

May 曾是資深財經記者，是公認的知識份子，更曾於婚後協助先生經營機能食品進口與銷售事業，對健康議題並不陌生。但是面對自己的健康，她卻出現嚴重的認知鴻溝 (cognitive gap)，直到身體嚴重抗議、甚至直接罷工後，才警覺到問題的嚴重。

腸癌發生不是一夜之間，科學證據預估腸癌從病變開始到症狀出現，平均經過 10 年。因此在 May 走後，我心中常常浮現一個畫面：她開著一台已經出狀況的小車，在死亡公路上奔馳。雖然沿途有許多出口讓她有機會離開，她卻一一錯過。10 年的時間不算短，如果這 10 年中她能及早正視自己嚴重便秘問題，或是調整飲食習慣，或是學會多愛自己一點，不把壓力和苦埋在自己心裡，此時我應該是興奮地跟她分享出版新書的喜悅，而不是淚流滿面地面對此生最大的懊悔——我雖然曾經受過良好科學訓練，並曾在全世界最好的醫院從事頂尖的研究，卻未能善用我的知識幫助自己的姊姊。

May 是基督徒。在她最後的人生旅程，我相信也有神的恩典，幫助她面對死陰幽谷。聖經上說：「一粒麥子不落在地裡死了，仍舊是一粒。若是死了，就結出許多子粒來……」她的死，促成本書的誕生，善良的她，會希望更多人從她的故事得到提醒，即時正視健康與飲食的關係，及時讓自己開離死亡公路。

2020 年 12 月爆發的新冠病毒疫情，徹底顛覆我們熟悉的世界。

隨著病毒持續突變，疫苗的效果也越來越受限，我們終於發現現代醫療體系的脆弱，以及典範移轉的重要——是時候投入更多資源在預防醫學上，而不是所有醫療資源都是繞著「疾病」轉。

被西方尊「醫學之父」的希波克拉底（Hippocrates）曾經提出預防、診斷和治療是醫學的三大支柱。但現代醫學在巴斯德（Louis Pasteur）細菌學說的強大影響下，幾乎完全著重在診斷技術與治療水平的提升。相比之下，各國政府投入在促進健康和疾病預防方面的經費，全世界都少的可憐。

希波克拉底曾經說過，「讓食物成為你的藥物，你的藥物就是你的食物（Let food be thy medicine and medicine be thy food）。」的確，唯有當我們建立起良好的生活習慣（健康飲食、正確運動、身心平衡），有自覺地維護自身的健康，我們才能靠身體的抗病力和自癒力安然渡過各種病菌和疾病的攻擊。

期盼每一位朋友和家人都能健康，平安渡過疫情的攻擊。也將此書，獻給我的姊姊黃梅萍。

黃玉華

目次

PART
3

124 # 超級食物這樣吃

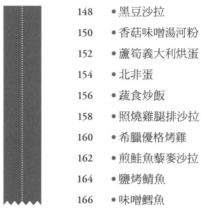

PART
4

PART
1

身體健康

從 腸 計議

是敵？是友？
腸道微生物和
健康與疾病關係大解密

我們的身體裡
不是只有我們自己

我們身體裡住了很多「微生物聯合國室友」，用科學術語來說，就是有很多微生物菌群「定殖」與「共生」在人體裡頭。

一般人可能很難想像，住在人體的微生物數量比人體本身的細胞還多。加州大學聖地牙哥分校的耐特教授預估人體所有的細胞中，只有43%的細胞是屬於人類細胞，其他部分是由微生物細胞群組成（一名男性平均由30兆個細胞組成，而體內大約也有40兆個微生物）。由於共生在人體的微生物大多數住在消化道，因此相關研究也以腸胃道菌群為主。

若我們比較人體內微生物的特有基因數和人體基因數，人類本身的基因數量更不夠看：人體基因組大約有 2 萬個基因，但人體內的微生物菌群基因數量預估在 200 萬到 2000 萬個之間。換言之，我們每個人都是由自己獨特的 DNA 再加上體內獨特微生物菌群的 DNA 共同形成。難怪有人說我們只有 10% 是人類！某些科學家也認為「人類」的定義應該是「人加上住在人體的微生物群」才對。

　　細菌、病毒、真菌這些微生物長期住在我們體內，而且數量更驚人地多；此外，原來並非所有微生物都是會讓人生病的致病菌，而長期居住在你我腸道的許多微生物菌（以及它們的代謝物和分泌蛋白）竟是幫助人體維持正常功能與健康的重要夥伴。這些發現完全顛覆我們對微生物的傳統看法，對某些人來說，可能是難以讓人置信的真相吧！

腸腦軸線

　　更令人難以置信的另一項相關的科學發現，莫過於人體腸道和大腦之間還存在著複雜的溝通網絡，亦即所謂的腸腦軸線（Gut Brain Axis）。原來人體腸道約有 5 億個神經細胞（比脊椎的神經細胞數量還多），負責製造超過 30 種的神經傳導物質，經由腸胃系統和大腦之間的實際神經連結（例如迷走神經與自律神經系統的交感神經），或是透過化學物質

進行的多種生化溝通途徑（包括內分泌、免疫系統、體液、腸道菌群），我們的消化道在維持身體恆定狀態的同時，更讓腸道與大腦情緒與認知區域產生重要的連結。

　　例如許多研究都發現腸道微生物菌相會透過迷走神經調節腸道與大腦的溝通。迷走神經（vagus nerve）可說是身體的超級資訊高速公路，是人體傳導距離最長和分布範圍最廣的一組神經。Vagus 來自拉丁文「流浪」之意，因為這組神經一路從大腦蜿蜒流浪到位於頸部胸腔與腹部器官，因此也被稱為「流浪者神經」（wanderer nerve）。迷走神經屬於混合神經束，包含資訊上傳（感覺）和下傳（運動），或許會讓人驚訝的是，90% 的迷走神經都是在負責內臟資訊的上傳，只有 10% 用來下達從大腦到內臟的指令。此外，迷走神經同時是自律神經系統之副交感神經的要角，負責監督身體的重要功能，包括控制情緒、免疫反應、消化和心跳速率。由於腸道是免疫系統的重要控制中心，而迷走神經具有免疫調節的作用，因此也在腸道、大腦和發炎之間扮演重要的調節者角色。

第一名的
地中海飲食法

　　知名的藍區（Blue Zone）研究調查了位於歐洲、亞洲、美洲的人瑞長壽村後發現，這些長壽熱點的傳統居民飲食最大共通點是以蔬菜、水果、全穀、豆類和種子的植物性飲食為主，也會食用適量的魚、蛋、發酵乳品（起司和乳酪）。另一個特色是除了魚外，其他肉類吃的不多，並且飲食中基本上不會有高度加工的速食和即食食品。由於藍區之一的希臘伊卡利亞島位於地中海，因此當地長壽村的健康飲食被冠以「地中海飲食法」而廣為流傳。

　　在《美國新聞與世界報導》每年公佈的最佳飲食法，2021 年的最佳飲食法就是「地中海飲食法」，更已連續 4 年蟬聯冠軍。

　　例如歐洲研究團隊就發現地中海飲食佐以橄欖油或堅果，對心血管疾病具有預防效果。該項研究追蹤了 7,447 位，年齡在 55-80 歲之間，至少有三項以上心血管相關危險因子的西班牙民眾的日常飲食，平均追蹤時間達 4.8 年。實驗將受試者分成三組：地中海飲食＋額外攝取橄欖油組、地中海飲食＋額外攝取堅果組，以及採用一般飲食法的對照組，結果地中海飲食法＋額外攝取橄欖油組比對照組的腦血管疾病風險顯著降低 69%，而地中海飲食＋額外攝取堅果組

比起對照組的腦血管疾病風險則顯著降低 72%（1）。

　　的確，現代科學與醫學界都開始注意到，許多棘手的身心疾病和體內的慢性發炎和免疫力失調有關。值得慶幸的是，日漸增加的科學證據顯示，透過調整飲食習慣，例如遵循地中海飲食法原則，多攝食能餵養腸道益生菌（probiotics）的天然纖維（也就是所謂的益生元 [prebiotics]），以及富含天然抗氧化物的超級食物，我們有可能調節腸道內的微生物菌相，讓好菌和它們製造的代謝物質幫助調節體內的免疫作用、降低發炎情況，達到預防疾病及管理棘手的慢性病。

攝取超級食物餵養腸道好菌，
對抗發炎、預防身心疾病

因此我將在接下來的章節，特別針對肥胖、糖尿病、癌症、憂鬱症、自閉症，以及失智症加以說明。選擇這六種疾病（前三者是一般認定的身體疾病，後三者是所謂的神經心理疾病），除了考量到這是全球（包括台灣）都必須正視的公衛挑戰，也是基於個人理由和我的學術專長。

身為大腦科學家，且曾在全球最頂尖的腦科學研究中心工作超過 10 年，我對憂鬱症、自閉症，失智症等神經心理與認知疾病一直抱持濃厚的研究興趣；至於肥胖、糖尿病、癌症，則分別是我親愛的家人正在對抗或已被擊敗的健康問題。

我衷心希望正在與複雜疾病奮戰的家庭，能透過本書介紹的飲食知識，幫助自己或家人改善病情；而每一位在台灣的朋友都能開始正視飲食和健康的關係，幫助自己和家人降低罹患複雜疾病的風險。這本書，就是我的努力。

根據聯合國糧食及農業組織和世界衛生組織 2001 年專家會議的定義，益生菌（probiotics）是「若攝取足量，可以為宿主帶來健康益處的活菌微生物」。發酵食物（如優格和康普茶）是常見的益生菌食品。益生元（prebiotics）則是「體內好菌愛吃的食物」，包含我們常聽到的膳食纖維。膳

食纖維包括多醣、寡醣、木質素和其他植物性物質，常見於蔬菜、水果、穀類和堅果中，通常是植物的可食用部分，雖然無法被人類小腸消化和吸收，但是可被居住在大腸的共生菌利用發酵作用進行分解。

近年研究發現，這些可以被大腸共生菌發酵分解的纖維可以改變腸道微生物菌相，例如可幫助腸道益生菌的生長、改善腸壁屏障功能和提升免疫功能、抑制壞菌成長，並且製造有益健康的短鏈脂肪有機酸（short chain fatty acids，簡稱SCFA）。SCFA 是指少於 6 個碳分子的脂肪酸，最常見的為乙酸、丙酸、丁酸，在腸道的比例約為 60:20:20，乙酸還可經由酵素作用轉換成丁酸。SCFA 是膳食纖維在結腸中發酵後產生的代謝物，可能具有調節許多生理功能的作用。例如大量動物實驗發現乙酸會參與脂質代謝和維持葡萄糖恆定機制，因此可能在調節胰島素敏感性及影響體重方面有調節作用。此外丁酸具有促進腸道黏液蛋白（mucin）合成、增加腸道屏蔽、保護腸道免於發炎等作用，對於保護腸道健康很重要。

多個研究更指出短鏈有機酸可能參與腸道與大腦的溝通機制，影響我們的認知、心理、情緒與行為。由於相關研究仍屬於早期階段，科學家對於不同種類的腸道微生物菌群在體內的生化溝通與生理機制的具體作用、細菌間的抑制或共生機制、誰是好菌？誰是壞菌？好壞菌的比例如何影響健

康、食物與腸道微生物菌群的關係等問題，都還沒有清楚共識和明確答案。再加上腸道微生物菌群的研究更無法忽視個體的差異性，也增加了相關研究的複雜度和結果的可重復性。

然而人類社會已經進入了全新典範的精準醫療時代，全球科學家都積極運用各種創新的基因技術與數據工具進行研究，因此找出答案，應該只是時間早晚而已。

因此我撰寫這本書的目的，是想透過科學知識的分享，幫助讀者了解飲食和健康的密切關係，更希望能說服你從此善待體內的微生物盟友，用好的飲食習慣幫助腸道維持健康狀態。因為當我們的飲食長期缺乏腸道好菌所需的食物，就會讓壞菌主宰腸道環境，導致所謂的腸道菌相失衡（dysbiosis）——想像一下原本治安良好的幸福社會變成幫派毒梟橫行的脫序社會，腸道菌相失衡就是那種情形。

住在你我腸道的微生物室友，究竟是敵（會讓我們生病）、還是友（有助維護健康），取決於我們餵養它們的食物，以及為它們創造的菌群生存環境。

腸道菌群與
複雜性慢性疾病

肥胖

　　肥胖對健康的殺傷力不容小覷，是心臟血管疾病、糖尿病及癌症的高風險因子。

　　最近美國和歐洲研究人員分別針對因感染COVID-19 病毒而必須住院治療的族群進行肥胖的關聯性研究，美國的研究結果顯示（涵蓋近 17,000 位住院病患），高達 77% 的病人屬於過重或肥胖族群（2）。在英吉利海峽的彼岸，英國的研究結果（涵蓋 33 多萬名住院病患）更進一步發現體重超標越嚴重，住院治療比例越高（3）。

台灣是
肥胖之島

　　令人擔心的是，台灣根本已是肥胖王國。根據台灣國健署今年公布的統計資料，45 歲以上的台灣成年人，無論是男或女，超過一半是過重（身體質量指數 Body Mass Index，簡稱 BMI 在 24~27 之間）或肥胖（BMI>27）族群。換言之，台灣的成年人口，每兩人就有一人體重超標。尤其是孩童的肥胖盛行率年年攀升：根據 2011 年的資料，當時台灣每四個國小學童有一個屬於過重或肥胖兒童；到了 2016 年，我國 12 歲以下肥胖及過重的兒童高達 31.3％，也就是大約每三個孩子就有一個體重超標。

　　由於一半的肥胖兒童將來會繼續發育成肥胖成人，而體重過重甚至於肥胖，對於兒童的身心發育、學習、自信、社交關係都有長遠的影響。我們怎能再對滿街的手搖杯店、進入校園的垃圾食物販賣機視而不見？然而要幫助孩子建立良好的飲食習慣，需要父母的智慧與身教。

　　話說回來，若台灣每兩個成年人就有一個自己是體重超標，這也表示要幫助我們的兒童之前，我們得幫助成年人掌握正確的飲食觀念與知識（也才是我寫這本書的動力）。

肥胖與
碳水化合物

　　讓人變胖的原因很多，除了生物（包括遺傳）因素，還涉及心理和社會經濟等面向的因素，多重因子間還會互相影響。例如在社會與經濟方面，今日的全球肥胖大流行，和過去幾十年來食品工業帶動的糖癮文化和人類社會濫用抗生素的悲劇有關。

　　首先，讓我們簡單介紹和肥胖關係最密切的食物：碳水化合物，以及精製碳水化合物為何是造成全球肥胖危機的主因之一。

　　碳水化合物是一大類化合物家族，也被稱為「醣類」，是植物儲存能量的方式和建造細胞的材料，也是人體主要的能量來源和大腦喜愛的燃料首選。根據分子結構，碳水化合物可分為簡單碳水化合物及複合碳水化合物。簡單碳水化合物包括 1 個糖分子（稱為單醣，如葡萄糖、果糖、半乳糖）或 2 個糖分子（稱為雙醣，包括麥芽糖、蔗糖、乳糖）。複合碳水化合物則是含有 3 個以上糖分子，包括我們常聽到的寡醣或多醣；澱粉和纖維都是多醣，前者是植物儲存能量的方式，可被我們體內的酶分解成葡萄糖，後者則是在結腸經由細菌的發酵作用產生有益健康的代謝物，或隨糞便排出。

　　另一種分類方式，是可以根據碳水化合物的加工程度，

將之分為未精製碳水化合物和精製碳水化合物。存在於天然全食物的碳水化合物，例如蘋果或地瓜，都是非精製碳水化合物；經過加工而富含碳水化合物的食物，例如白麵粉、太白粉或白糖，就屬於精製碳水化合物。

當我們的身體分解吸收碳水化合物後，血液中的葡萄糖分子數量會快速增加（伴隨血糖升高），促使胰臟釋出胰島素，將血液中的葡萄糖轉換成肝糖和三酸甘油酯（脂肪）儲存起來。當血糖濃度降低，而我們體內又沒有馬上可作為能量來源的碳水化合物時，身體就會分泌升糖素（作用剛好跟胰島素相反），促進脂肪組織釋出脂肪酸並成為主要的能量來源。

但若是我們從早到晚都在吃，而且都是吃大量精製碳水化合物，血中的葡萄糖濃度就會一直維持在高檔，身體更會持續分泌胰島素，由於胰島素不僅會促進脂肪的生成，還會阻止脂肪的分解，我們自然就瘦不下來了。

無良食品業者造就的
全球糖癮危機

接著讓我介紹精製碳水化合物的代表食物出場——高果糖玉米糖漿。美國食品大廠從 70-90 年代開始使用高果糖玉米糖漿（High-fructose corn syrup，HFCS）作為飲料和加工

食品的甜味劑,這是從玉米或澱粉類原料提煉而成,由於生產成本低(因為美國政府為了幫助玉米農,會提供各種優惠補助),被普遍用來取代蔗糖。

於是乎,70 年代後出生的美國孩童都成了食品工業的白老鼠。四十年後,研究人員才發現,高果糖玉米糖漿很可能是造就美國肥胖人口的主因之一,它因為價錢低廉而被大量使用在所有加工食品(包括醬油和烤肉醬,沒錯,你沒看錯)。

幾十年下來,民眾的味蕾被越養越甜,更不知不覺地攝食過量的糖。從 1977 到 2001 年,飲料工業的成功行銷手法讓全美人民飲用甜味飲料的數字增加了 135%,相當於每天多吃了 278 卡的熱量。其中甜味飲料就是造成美國人糖份攝取量在過去 30 多年來不斷攀升的最主要產品(次要產品是零食)。

美國加州大學聖地牙哥分校研究團隊 2020 年在《自然代謝》(Nature Metabolism)提出高果糖飲食造成非酒精性脂肪肝的可能機制:原來高果糖飲食會造成腸壁粘膜細胞的破壞,讓原先被擋在腸壁外的壞菌與毒素偷渡到血液中,也因此啟動體內的免疫機制,讓肝臟出現發炎現象。重要的是,當免疫細胞引起肝臟發炎反應時,會製造一些擔任傳令兵角色的蛋白質,而這些蛋白質會進一步促進特定酵素作用,將果糖轉換成脂肪(4)。原來當我們暢飲高果糖飲料時,也正讓我們的肝臟暴露在發炎及形成脂肪肝的風險下啊。

畜牧養殖業掀起的
全球抗生素危機

　　除了只顧自身商業利益枉顧民眾健康的黑心食品企業，無良的藥廠也不遑多讓，聯手畜牧業在消費者身上進行大規模人體實驗。自從畜牧業在發現低劑量抗生素能讓畜牧動物長肉後，加上工業化畜牧場以高密度方式圈養動物，特別容易在一隻動物受到病菌感染後，所有動物都倒下。於是，既能長肉又能殺菌的抗生素就成了畜牧業動物飼料的標準配方。

　　從美國 FDA 在 1951 通過第一隻促進雞隻生長的抗生素開始，在雞隻飼料中添加低劑量的抗生素就成了業界的常規做法。一直等到 2017 年，美國 FDA 才禁止畜牧業使用抗生素作為生長促進劑用途。（目前台灣的法規仍允許添加抗生素作為生長促進劑，只是不准用「人畜共用」的抗生素，也就是說，為了讓動物長快一點，業者是可以長期在飼料中使用低劑量抗生素，並且無需取得獸醫師處方。）

　　為什麼在美國 FDA 允許畜養動物飼料添加低劑量抗生素的政策施行了 60 多年，最後卻決定頒布禁令？因為這場長達 60 年以畜牧動物和人體為受試對象的超大型實驗，很可能從兩方面對人類醫療系統造成浩劫。

　　第一，據估計，美國大約 70-80% 的抗生素是動物畜牧業在使用。但和人類相似，60%（甚至更高比例）的抗生

素無法被動物代謝，會被直接排出體外。這些被排出的大量抗生素流入土壤、進入環境生態系，長期下來，養出了抗生素殺不死的超級細菌，也就是細菌對這些抗生素產生抗藥性。還記得尼采名言嗎？「凡殺不死我的，必使我更強大」。2013 年一份發表在《環境微生物學》（Environmental Microbiology）的研究預估水產養殖業使用的抗生素約 80% 會進入海洋系統（5）。人類在畜牧業和養殖漁業濫用抗生素的結果，是當我們真正需要用抗生素治療細菌感染時，會面臨無藥可用的困境。

第二，當我們長期經由食物（例如食用吃抗生素長大的肉雞、肉豬、肉牛或漁產）或環境接觸到低劑量抗生素，人體的腸道微生物菌相很可能受到影響。

近年關於微生物菌相的研究發現讓科學家終於了解，為什麼餵動物吃低劑量的抗生素會讓它們長肉的可能原因：其一，因為吃飯的嘴巴少了。抗生素會殺死動物腸道內的許多微生物，當需要能量的菌群變少，多出來的能量就能用來長肉；其二，當腸道微生物生態系豐富且多樣，動物也得提供體內的免疫系統能量來維持正常運作。

原來，住在腸道的各式各樣微生物，正是提供免疫系統三不五時練兵並學習辨識敵友的重要機制。但在低劑量抗生素的長期轟炸下，只有少數能適應抗生素的微生物活得下來，免疫系統也就不用花「多餘力氣」維護完整的運作。

食物的癮

除了前述的社會因素外，許多心理和生物交互作用的多重因素也是造成我們對垃圾食物依戀不捨的原因。

從我們出生開始，飢餓或飽足就是我們感受痛苦或快樂兩種生命中重要心理情緒的生理狀態。帶著美好童年記憶或歡樂情緒含金量高的飲食經驗，都會讓我們在情緒低落時特別會想吃會慰藉我們的胃與心情的療癒食物（comfort food）。曾擔任美國玩具反斗城董事長的 Mike Searle 說過一句名言：「如果你在孩子年幼時抓住他的心，你就能在未來多年繼續擁有他。」（" If you own this child at an early age, you can own this child for years to come."）。你現在終於知道為什麼賣餐的速食店要送幫兒童辦生日派對、送免費玩具了吧！

2017 年美國的食品飲料業級餐廳的廣告花費超過 134 億美金，而美國疾病管制預防中心（CDC，U.S. Centers for Disease Control and Prevention）全年度推廣健康與慢性病預防的全部預算才只有 12 億美金。糟糕的是，食品業超過八成的廣告都在賣不健康的速食、高糖飲料、糖果和垃圾零食，而且特別針對最容易受影響的兒童、青少年及經濟弱勢族群。

英國公益團體肥胖健康聯盟（Obesity Health Alliance）

2017 年的數字也顯示英國的飲料與零食品牌每年投入超過
1.43 億英鎊的廣告預算，而英國政府推動健康飲食的旗艦計
畫預算則為 5 百萬英鎊左右。

若我們了解飲食相關的大腦機制，會發現要戒掉垃圾食
物的「癮」真的不容易。德國馬克斯－普朗克研究所與美國
耶魯大學 2018 年的研究顯示，食物中的高糖或高油成分更
能活化大腦的獎勵迴路，甚至還能關掉身體的飽足訊號。而
面對同時含有糖和脂肪的食物，比起只有糖或脂肪的食物，
我們的大腦會更缺乏判斷力（因此更容易吃過頭）(6)。

我們終於暸解，為什麼會讓人上癮的垃圾食物都是高
油、高糖（想想漢堡、蛋糕和洋芋片），而且，這些食物的
行銷預算為什麼多半花在針對大腦還在發育，自制力較弱的
兒童與青少年族群了。

微生物菌群或許能
幫助我們減肥

除此以外，近年來關於肥胖研究的另一個重大發現，是
我們肚子裡的微生物菌群，也可能是決定你我身體胖瘦的關
鍵因素之一。

腸道菌群研究的先驅美國華盛頓大學系統生物學教授
Jeffrey Gordon 於 2006 年發表在《自然》（Nature）期刊的研

究顯示，肥胖者和正常體重者的腸道菌群組成明顯不同。接著他的實驗室研究人員把胖小鼠的腸道菌和瘦小鼠的腸道菌分別移植到腸道內原本無菌的小鼠腸道（簡稱無菌鼠），結果腸道菌群來自胖小鼠的無菌鼠，體內脂肪比起腸道菌群來自瘦小鼠的無菌鼠多了 20%，顯示腸道菌群可能會影響脂肪的儲存與代謝（7）。

Gordon 教授實驗室 2013 年的一項後續研究更有趣：他們請一胖一瘦的人類雙胞胎參與實驗，並將胖姊姊和瘦妹妹體內的腸道菌群，分別植入腸道內無菌的克隆鼠（基因完全相同的複製鼠），結果原本胖瘦差不多的複製鼠，被植入胖姊姊腸道菌群的那隻會變胖，進一步證實腸道菌群和肥胖的關係（8）。

隨著腸道與大腦隨時密切溝通的腦腸軸線（gut–brain axis）被發現後，許多研究也發現，住在腸道的微生物菌群，除了本身會透過參與食物的分解和代謝影響我們的體重，為了搶奪有利於自己生存的食物資源，它們會不時地跟大腦咬耳朵，影響我們對食物的偏好。例如當我們的腸胃道生態系被愛吃垃圾食物的壞菌把持時，壞菌也可能進一步綁架大腦，讓我們更愛吃垃圾食物。

糖尿病

　　國中生物課本是這樣介紹胰島素和糖尿病的：由胰臟分泌的胰島素可以促使細胞利用血液中的葡萄糖（血糖），或將葡萄糖轉變成肝糖或脂肪儲存下來，因此具有降低血糖的功能。若胰島素分泌不足、或是細胞對胰島素的敏感度降低，便會影響血糖的恆定，造成血糖濃度過高，形成「糖尿病」。

　　仔細檢視國中課本對糖尿病的介紹，會了解它少提了一個重要的環節，就是糖尿病不僅是糖和脂肪的異常代謝結果，更與體內的免疫作用（及發炎現象）失調關係密切。

台灣糖尿病患者
多半體脂肪超標

　　糖尿病最主要分為第一型糖尿病與第二型糖尿病。第一型糖尿病是自體免疫問題造成胰臟胰島細胞破壞，胰島素分泌量嚴重不足，而造成的高血糖現象；第二型糖尿病的病患早期會出現胰島素阻抗（IR，Insulin Resistance）現象，也就是胰島素無法成功地將血液中的葡萄糖轉移到細胞內。當血糖一直降不下來，胰臟剛開始會補償性地分泌更多的胰島素，一開始還可以維持血液中的葡萄糖在正常範圍內，但當長期過勞的胰臟細胞出現受損現象，胰島素的分泌下降，血液中的葡萄糖降不下來時，就是糖尿病了。

　　根據國家衛生研究院「2019 台灣糖尿病年鑑」的統計，在台灣，糖尿病的盛行率已超過 11％（約每 9 個人就有一個人是糖尿病患），而且 90％ 以上是第二型糖尿病。美國的糖尿病盛行率也差不多，大約在 10% 左右，並且也多為第二型糖尿病。值得注意的是，有別於美國糖尿病患都有明顯 BMI 超標的過重或肥胖問題，台灣糖尿病患大多是看起來並不胖的偷肥族（TOFI，Thin on the Outside, Fat

Inside），也就是雖然符合 BMI 正常，但體脂肪（特別是腹部及內臟脂肪）卻超標的人。

壓力、代謝、
免疫發炎

事實上，屬於內分泌器官的脂肪組織對人體的免疫系統調節至關重要，而肥胖就是一種慢性的低度發炎狀態。的確，大量的科學文獻都顯示包括第二型糖尿病在內的代謝疾病和體內發炎現象的關聯性。例如第二型糖尿病患體內有較高濃度的促發炎細胞激素、趨化激素和炎性蛋白。

北京首都醫科大學研究團隊針對 766 位中國受試者進行壓力與胰島素阻抗現象關聯性研究，在 2016 年發表的結果顯示，受試者體內的可體松（又稱皮質醇 cortisol）和血中葡萄糖、胰島素、胰島素阻抗程度，甚至腹圍尺寸都有正相關。在控制腹圍尺寸的因素後，仍然發現可體松濃度越高，胰島素阻抗情況就越嚴重（9）。

原來當身體面對壓力情況時，會分泌包括可體松和腎上腺素在內的壓力賀爾蒙。可體松會抑制非緊急性的生理功能，例如免疫反應與消化作用，同時抑制胰島素的作用，以便血液中留有更多的葡萄糖讓肌肉隨時動用。腎上腺素則會加速心跳和呼吸頻率，並且擴張氣道，以便供應肌肉

更多的氧氣。

　　然而高濃度的壓力賀爾蒙會抑制身體的免疫系統，讓病毒或壞菌更有機會搞體內破壞；另一方面，偵測到病毒或壞菌動靜的免疫系統也會被啟動，派出免疫細胞消滅壞菌，並製造促發炎細胞激素引起發炎反應。在正常情況下，促發炎的細胞激素完成工作後就會消失，但當身體一直處於壓力環境且反覆出現急性發炎情況時，促發炎的細胞激素就會留下不走，也造成身體處於低度發炎的狀態，就是所謂的慢性發炎。

微生物菌群研究
發現與曙光

　　近年的研究發現某些腸道微菌群和其代謝物質，有助於抗發炎作用，或是抑制促發炎的細胞激素與趨化激素，為未來糖尿病的預防與治療，提供了重要曙光。

　　基本上微生物菌群至少從兩方面影響人體脂肪與能量的代謝作用：

　　第一，某些腸道菌分解食物產生的代謝物質（例如以醋酸、丙酸、丁酸為主的短鏈脂肪酸 [short chain fatty acid, SCFA]）除了本身可作為腸道細胞的養分，有些會透過調節

脂肪細胞上的某些基因表現，減少脂肪堆積、增進瘦素分泌、調降慢性發炎反應；有些則會調節肝臟的胰島素受器受質數量，進而改善肝臟胰島素阻抗現象，還有一些會刺激某些腸道荷爾蒙分泌，達到減緩腸胃蠕動、抑制食慾的效果。

第二，某些腸道菌群有助於保護腸壁的完整性，把壞菌擋在外面，以免它們溜進體內的循環系統四處搞破壞。但是當腸道的好菌減少，或是因為服用抗生素導致腸壁完整性受到破壞，以至於壞菌得以進入循環系統，身體免疫系統被啟動而引起發炎反應。我們現在了解，某些發炎介質促成的酵素生成，會促使肝臟把糖轉換成脂肪，而某些發炎介質則會抑制白色脂肪轉化成棕色的棕化過程（白色脂肪是儲存型態的脂肪，棕色脂肪是可被燃燒產生能量的脂肪）。

但微生物百百種，究竟哪些益生菌真的對健康有保護作用呢？ 2020 年奧瑞岡州立大學的研究團隊針對 42 個人類腸道菌與疾病關聯性的研究資料，找出益生菌治療疾病有確實療效的臨床前或臨床實驗，發現雙歧桿菌屬（Bifidobacterium）、擬桿菌屬（Bacteroides）、柔嫩梭菌屬（Faecalibacterium）、阿克曼屬（Akkermansia）和玫瑰菌屬（Roseburia）等菌屬與第二型糖尿病呈負相關（也就是說，病人腸道中若有前述菌屬，罹患第二型糖尿病

的比例較低），而瘤胃球菌屬（Ruminococcus）、梭菌屬（Fusobacterium）和布勞特氏菌屬（Blautia）則與第二型糖尿病呈正相關（也就是病人腸道中若有前述菌屬，罹患第二型糖尿病的比例較高）（10）。

不過由於腸道菌的相關研究才算剛開始，科學界仍須累積更多證據和知識，才能釐清不同微生物對人體健康的作用機制與實際影響，以及特定菌種和疾病之間的關係。

最重要的是，若腸道缺乏讓好菌定殖的環境（例如沒有它們愛吃的纖維素和營養素），即使補充再多的益生菌，這些微生物也很可能留不住或活不好。因此保護腸道（以及身體）的最佳策略，還是多吃不同種類的彩色蔬果，為我們體內的好菌創造能夠生長和茁壯的環境，讓腸道生態系自然達成平衡。

癌症

　　根據 WHO 公佈於網站的資料，癌症是全球第二大死
因，光是 2018 年一整年，全球就有近 960 萬人死於癌症，
也就是每六人死亡時，就有一人是因為罹癌逝世。2019 年
台灣衛福部公布的國人十大死因，癌症連續 38 年位居十大
死因之首，其中又以肺癌、肝癌、腸癌為死神透過癌症奪命
的前三名。

　　雖然某些癌種的治癒率與存活率的確增加，但是考慮全
球政府及科學和醫學界投入的抗癌研究經費和努力，各國的
癌症死亡人數仍年年增加，顯示傳統的「抗癌＝殺死癌細
胞」的治療方向有其嚴重侷限性。

化學及放射療法
Vs 免疫療法

　　如同前面討論的肥胖和糖尿病一樣，癌症的成因同樣地
複雜，牽涉環境、生物、心理層面的多重因素，而且各因子
間還會互相影響。傳統的癌症治療方法未能考慮各種藥物對
病患免疫系統和身心狀況的整體影響，更往往忽略了腸胃菌
群居中的調節角色。

1 全球死因預測

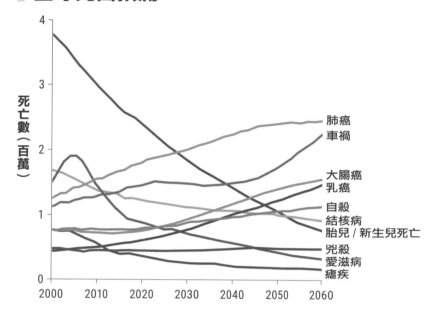

死亡數（百萬）

- 肺癌
- 車禍
- 大腸癌
- 乳癌
- 自殺
- 結核病
- 胎兒／新生兒死亡
- 兇殺
- 愛滋病
- 瘧疾

2 各種死因死亡率趨勢

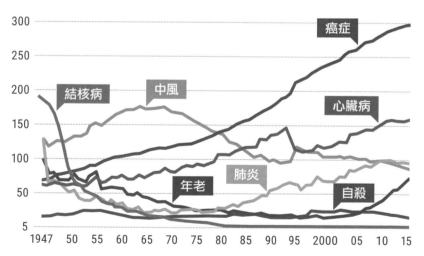

- 癌症
- 結核病
- 中風
- 心臟病
- 年老
- 肺炎
- 自殺

註：死亡率為每 10 萬人

自 19 世紀以降，西方醫學擅長的疾病治療是利用藥物殺死細菌與病毒。因此面對癌症，傳統治療思維也是運用化學藥物或放射線殺死癌細胞就好。但癌細胞與細菌和病毒的最大不同處是，它們是從正常的細胞演變而來，除非我們能找到讓正常細胞變壞的原因（或環境），否則就算殺死了一個癌細胞，還會有千千萬萬個癌細胞！

幸運的是，隨著科學家們對人體免疫系統的深入認識，以及最新免疫療法的進展，科學界對癌症治療的看法也開始改變。

癌細胞與正常細胞最主要的差別在於，癌細胞能逃脫免疫系統的獵捕，並可以無限增殖。

在我們的一生中，體內本來就有許多細胞會不斷增殖、分化、成長、老死，以便進行身體組織的修補或更新。正常細胞會在基因調控下遵循分裂與生長的過程，並受到免疫細胞的監控。但當基因出現突變時，正常細胞就可能失控變成癌的初始細胞。再經過多年的催化過程（一般預估長達 10 年左右），癌的初始細胞會進一步轉變成癌的前期細胞。在這段期間內，若基因累積了一些重要的改變，造成某些致癌基因被活化，或某些抑癌基因被關閉，癌的前期細胞就可進一步變成所謂的癌細胞（neoplastic cell）。

一般來說，細胞在生成過程的確三不五時會出錯，但最後變成癌細胞的並不多，因為我們的身體有良好的除錯機

制，例如異常細胞自己會啟動「凋亡基因」（apoptosis）而死亡，此外正常的免疫系統除了能有效攻擊致病菌與有害病毒，也會清除掉體內的老化細胞與癌細胞。

問題是，當某些癌細胞懂得逃脫體內免疫系統的監管和獵捕，若再加上免疫力的失能，就可能讓癌症長大到不可收拾的地步。原來在人體免疫系統胸腺中發育成熟的 T 細胞表面具有能辨別入侵外來物的受體，但是這項防禦功能卻對癌細胞失效，因為癌細胞會製造特殊的蛋白質嵌住 T 細胞表面的受體，讓 T 細胞無法認出癌細胞（自然也就不會對癌細胞發動攻擊）。另一方面，若身體的免疫系統長期要處理感染、毒素、或慢性發炎等問題，也會造成免疫力失調，癌細胞就能趁機不斷壯大，甚至侵入鄰近的器官跟組織或轉移到其他部位，以奪取更多能量與資源、供給自身無限增殖所需。

當今的癌症治療新趨勢，是利用病人自己的免疫系統來消滅癌細胞，也就是所謂的癌症免疫療法。例如科學家已發現兩種會抑制胸腺細胞活化的物質（CTLA-4 以及 PD-1），並分別開發出可結合這兩種物質的抗體，讓 T 細胞能恢復對癌細胞的辨識力、進而殺死癌細胞。除了已獲核准用以治療黑色素瘤（皮膚癌的一種）及肺癌外，臨床試驗顯示癌症免疫療法可能也對其他癌種有效。

和傳統的化學療法相比，免疫療法的副作用較少、療效

更佳，因此被視為癌症病患的新希望。但當前的挑戰是，這種療法仍非對所有病人都有效，換言之，有些病人的治療反應良好，有些病人卻沒什麼進展。鑒於腸道微生物菌群和免疫系統的緊密關係，科學界開始思考，病人腸道微生物菌群是否會影響療效？

腸道菌相和
癌症治療效果

2013 年美國癌症研究中心發表在《科學》(Science) 的一篇重磅文章，顯示腸道菌相和癌症治療效果有關，研究團隊發現被施以抗生素或腸道無菌的動物，癌症治療的效果較差（11）。

2015 年芝加哥大學研究團隊更進一步證實，動物的腸道微生物菌群能影響免疫療法的效果，也發現雙歧桿菌可以提高動物抵抗黑色素腫瘤的能力，其幫助程度甚至可與抗 PD-1 免疫檢查點抑制劑的給藥媲美，而雙歧桿菌加上免疫療法的合併療法可消除腫瘤（12）。

除了後續的多項動物研究有類似發現外（13），相關發現更已在人類臨床研究獲得證實。例如德州大學安德森癌症中心的研究團隊針對接受 PD-1 免疫抑制劑療法的黑素瘤病人進行糞便微生物菌定序分析，發現對治療有反應的病人組和沒有反應的病人組，兩組間的微生物群多樣項與組成顯著

不同。對於療效較無反應的病人組，其腸道微生物菌群中的擬桿菌目（Bacteroidales）菌數較多，後續也進一步鑑定是多形擬桿菌（Bacteroides thetaiotaomicron，簡稱 BT 菌）、大腸桿菌（Escherichia coli）、結腸厭氧棍狀菌（Anaerotruncus colihominis）等微生物菌。最重要的發現是，對免疫治療有反應的患者組，腸道菌種多樣性較高，並且有較多的瘤胃球菌科（Ruminococcaceae family）柔嫩梭菌屬（Faecalibacterium genus）菌群，由於病人的免疫力促進效果和抗腫瘤能力較佳，因此治療效果更好。研究人員接著把兩組病人的糞便菌群移植到無菌小鼠的腸道，進一步發現，這些菌相同樣會影響小鼠的腫瘤與免疫反應：從有反應病人組接受糞便移植的小鼠，身上的腫瘤變小了，而且腸道中的柔嫩梭菌種（Faecalibacterium species）明顯較多，特定種類免疫細胞的數量也增加了。證實特定腸道菌群對調節身體的免疫系統可能有重要影響（14）。

超級食物
可以抗癌

根據聯合國糧食及農業組織和世界衛生組織 2001 年專家會議的定義，益生菌是「若攝取足量，可以為宿主帶來健康益處的活菌微生物」。發酵食物（如優格和康普茶）是常

見的益生菌食品。益生元則是益生菌愛吃的食物，包含我們常聽到的膳食纖維。膳食纖維是植物的可食用部分，這些物質無法被人類的小腸消化和吸收，而是由住在大腸的共生菌經發酵作用進行分解。膳食纖維包括多醣、寡醣、木質素和其他植物性物質，常見於蔬菜、水果、穀類和堅果中。

多項動物與人類研究結果顯示，益生菌（probiotics）和益生元（prebiotics）可能具抗癌與預防癌症的效果。例如多個研究團隊分別發現益生菌能排擠致病性的腸道菌群，減少致癌的次級膽汁酸但增加對腸道有保護作用的短鏈脂肪酸，並且減少腸道粘膜細胞的 DNA 損傷，維持腸道的粘膜屏障功能。

例如 2007 年歐洲一項為期 12 週的隨機分配的雙盲研究中，半數的結腸癌病患和多囊切除病患會服用含益生菌（LGG 菌和雷特氏 B 菌）和益生元（富含低聚果糖的菊粉）補充劑，半數病患則服用不含益生菌和益生元的安慰劑。結果發現服用益生菌補充劑的腸癌病患，相對於食用安慰劑的腸癌病患，癌細胞增生的情況降低，腸道上皮細胞的屏障功能有改善，病患體內製造的干擾素 γ 也增加了。有趣的是，結腸樣本檢驗結果顯示，服用益生菌補充劑的多囊切除病患腸道暴露於基因毒素的風險也出現降低情況（15）。

此外，2011 年義大利科研團隊發表了針對 45,241 名正常受試者長達 12 年的追蹤研究結果，優格具有保護受試者

降低大腸直腸癌風險的效果（受試者優格吃得越多，罹患大腸直腸癌的風險越低）（16）。

腸道微生物菌群
對肺部健康的影響

或許讓人驚訝的是，除了腸癌外，越來越多的證據顯示腸道微生物菌群對肺部健康也很重要。

例如 2019 年刊登於《JAMA 腫瘤學》（JAMA Oncology）的一項研究成果，同樣發現食用優格和膳食纖維有助於降低肺癌風險。研究團隊在這個橫跨美國、歐洲和亞洲針對 144 萬人進行的大規模研究，追蹤受試者食用的優格和纖維量，同時控制了肺癌的其他風險因素（包括年齡、種族、教育程度、肥胖和吸煙情況），發現攝食纖維和優格兩者都與罹患肺癌的風險成反比。食用纖維最多的人患肺癌的風險比食用量最少的人低了 17％。類似的情況也出現在食用優格的受試者身上，食用最多優格的人比不吃的人，罹患肺癌的風險低了 19％。即使是僅食用少量優格的受試者，罹患肺癌的風險也比不食用優格的參與者降低了 15％。研究人員更發現到攝食纖維和優格的綜效：食用最多纖維和優格的人，比起攝食最少纖維且從未吃優格的人，罹患肺癌的風險降低了 33％（17）。

腸道菌群與
神經心理疾病

腸道是人體的第二個大腦,並且隨時和大腦緊密溝
通。當我們的大腦生病時,我們的心也生病了。但
看似大腦的疾病,有沒有可能病源其實是在腸道?
又或者,有沒有可能我們能借助腸道微生物的力
量,來治療大腦疾病?的確,這正是全球科學家們
正在努力研究的議題。

憂鬱症（Depression）

　　憂鬱症是常見的神經心理疾病,有別於一般人都會經歷的情
緒起伏,或是當生命遭遇巨大挑戰時每個人都會短期地陷入低
潮,憂鬱症患者往往是持續陷在抑鬱與哀傷的情緒,以致影響身
心健康與正常生活。許多中度或嚴重憂鬱症患者甚至可能採取自
殺手段以求解脫。

憂鬱症的
藥物治療效果

　　根據《精神疾病診斷和統計手冊》（DSM-5）的診斷指南,

嚴重的憂鬱發作包含至少長達兩週的情緒低落，或是幾乎對所有活動都失去興趣或無法有快樂的感受，並且出現以下幾種情況的任何一種情況：

1. 幾乎每天都有睡眠問題（失眠或睡太多都算）。

2. 食慾和體重變化（一個月內體重變化超過 5%）或是出現食慾降低或增加。

3. 幾乎每天精神都變差或感到疲倦。

4. 很難專心、做決定和清楚地思考。

5. 他人都觀察得到的精神運動性躁動或遲鈍行為（例如肢體動作很慢、或是出現非故意或無目的的動作）。

6. 一直想到死亡，或是想自殺、或是有自殺嘗試或計劃。

根據世界衛生組織的資料，全球有超過 2.6 億人口深受憂鬱症之苦。在美國，憂鬱症造成的經濟負擔更超過一年 2100 億美元。目前憂鬱症主要的治療方法是給予抗憂鬱藥物，因為憂鬱症成因的重要理論之一，主張憂鬱症只是大腦某些特定化學物質失衡的結果。

然而，這個理論嚴重低估人類的大腦與心理精神的複雜度，也解釋了為何抗憂鬱症藥物的治療效果並不理想，只有一半左右的人對藥物治療有反應，而且，多項研究還發現安慰劑本身的治療效果就相當高，可以達到 35-40%。所以究竟是抗憂鬱藥物有效？還是抗憂鬱藥物的安慰劑效果就有效，正是目前科學界試著釐清的問題。

就算以最「物化」的腦科學理論來看待人的心智能力，我們要能產生情緒、感知世界和體驗生命，需要大腦這個複雜動態系統中的各種化學物質在神經細胞內外適時適地發揮作用，並且可能涉及數百萬、數千萬、甚至數億個化學反應。

證據顯示，很多原因都能讓人出現憂鬱症狀，包括大腦的情緒調節出狀況、晝夜節律（生物鐘）異常、家族遺傳、生活壓力、社經地位、藥物使用或是身體健康出現問題。因此憂鬱症的病因很可能是前述多種因素交互作用的結果。近年的多項研究更發現腸道微生物菌會透過內分泌、神經、和免疫訊號與大腦交談，也可能是導致憂鬱症的另一個重要因素。最近歐洲研究團隊針對比利時和荷蘭受試者進行憂鬱症和腸道微生物菌群的關聯性研究，發現腸道具有較多能產生丁酸的柔嫩梭菌屬（Faecalibacterium）和糞球菌屬（Coprococcus）的受試者，對生活品質的評分較高（Quality of Life），反之，憂鬱症受試者腸道內的幾種特定微生物菌群則有減少現象。例如 1054 名比利時受試者的腸道菌相分析顯示，憂鬱症受試者相較於正常受試者，糞球菌屬（Coprococcus spp.）和小類桿菌屬（Dialister spp.）數量較少。同樣現象在另一組 1063 名的荷蘭受試者群體中也被觀察到：憂鬱症患者的腸道微生物菌群同樣缺乏糞球菌屬和小類桿菌屬，此外 7 名患有嚴重臨床憂鬱症的受試者中也有同樣情況（18）。

透過改善飲食內容
治療憂鬱症

　　基於目前藥物治療的侷限性，科學家們正在努力探索，飲食內容和憂鬱症的情況是否有關？有沒有可能透過改善飲食內容，來達成治療憂鬱症的效果？目前的研究發現的確似乎有些曙光。

　　美國研究團段曾經針對 8 萬 7 千名停經婦女評估其飲食內容和憂鬱症狀出現情形，經過 3 年的追蹤研究，成果刊登在 2015 年《美國臨床營養學期刊》（American Journal of Clinical Nutrition）的結論是：受試者攝取 GI 值越高、額外添加糖份越多、精緻碳水化合物較多，出現憂鬱情形的機率增加；而攝食較

多乳糖、纖維質、水果（不是果汁喔）和蔬菜的受試者，出現憂鬱情形的機率則越低（19）。

另外在 2020 年，武漢研究團隊發表了更年期女性憂鬱症狀和膳食纖維的關聯性研究，發現 3054 位停經前和剛進入更年期的婦女受試者，發現膳食纖維吃得越多的女性受試者，更年期左右出現憂鬱症狀的情況越少（20）。

日本有項研究則是針對 19-69 歲的 1977 名成年僱員研究憂鬱症狀和膳食纖維攝取量的關係。刊登於 2016 年的《營養學》（Nutrition）的結論發現：攝食蔬菜和水果等膳食纖維越多的受試者，憂鬱症狀越少（21）。

中國的幾個研究團隊也有類似發現，2018 年青島研究團隊針對 16807 名受試者進行的研究結果，發現整體膳食纖維攝食量、蔬菜纖維攝食量、水果纖維攝食量，都和憂鬱症狀呈現負相關（22）。

有些研究結果顯示食用海藻可能有助減輕憂鬱症情況。2018 年法國一項針對「喜樂不能」情況（對原先喜愛的活動失去樂趣）的正常人進行的隨機雙盲研究發現，在三個月實驗期間，每天服用食用石蓴萃取物（一種食用綠藻）的實驗組在睡眠障礙、心理動作（psychomotor）、心情改善等方面，都比安慰組出現了明顯進步（23）。

韓國的研究也有類似發現，首爾大學對 2960 位 19-64 歲成年受試者飲食中的香菇和海藻類纖維攝取量和憂鬱症狀情況進行分析，發現纖維攝食量越高，憂鬱症情況越少，而其中海藻類纖維的攝取量更與經臨床醫師確診的憂鬱症呈現負相關（24）。

隨著工業化國家青少年和青年罹患憂鬱症的人數不斷增加，加上憂鬱症已成為最主要導致失能的疾病，未來的研究若可釐清飲食如何影響腸道微生物菌，進而左右我們身心健康，對於幫助憂鬱症患者找到最佳治療方法，應能提供重要的科學啟發。

自閉症（Autism）

　　自閉症是一種複雜的神經行為發育障礙，英文名稱 Autism Spectrum Disorder（ASD，中譯為自閉症症候群或自閉症頻譜障礙）說明了這種障礙有很大的差異性，像光譜一樣，症狀和嚴重程度都會因人而異。

難解的致病
原因和機制

　　自閉症的特徵是患者在生命早期（幼兒或兒童時期）在不同情境持續出現社交溝通與互動缺失，並有固定或限制性的重複行為、興趣或動作；當前述情況無法歸因於智力受損或成長遲緩，並造成患者的社交、工作、或其他重要領域的正常功能受損時，臨床上就可被診斷為自閉症。

　　根據美國疾病預防管制中心（The Centers for Disease Control and Prevention，簡稱 CDC）2020 年最新公佈的自閉症雙年度報告，2016 年在美國的 8 歲兒童，每 54 名兒童就有一位自閉兒，相較於 2000 年時，大約每 150 名兒童會有一名自閉兒的情況，盛行率急速增加。據估計，全球約 1%

的兒童可能患有自閉症。

由於大部分的自閉症患者，正常學習成長以及自主生活能力會受到影響，對家庭與社會的成本其實很龐大。據估計，要支持一位自閉症患者的平均終身成本，在美國至少為140 萬美元，在英國則是 92 萬英鎊。此外有相當比例的自閉兒同時會有智力障礙，前述的照護費用還可能增為 240 萬美元和 150 萬英鎊。

根據現有證據，自閉症可能涉及多種環境和生物因素：從父母基因遺傳、到基因突變，到基因與環境的互動（包括母親受孕期間的母胎環境），再到分娩情況等，種種因素出錯都可能影響胎兒大腦的正常發育。但和本書談到的各項棘手病症一樣，科學家仍不了解造成自閉症的詳細原因與確切的致病機制，更可能也不會有所謂的自閉症基因。

腸道菌群
與自閉症的關聯

嬰兒生命早期的腸道微生物菌群來自母親，並會持續受到餵養方式（喝母乳或配方奶及斷奶後的食物）、藥物使用（特別是抗生素的使用）等因素影響，直到三歲左右，其特有的核心腸道菌群生態系才會發展到比較接近成年人的穩定狀態。

多項研究發現母親懷孕期間若有免疫發炎情況，會增加孩子罹患自閉症的風險，而且比起正常發育兒童，自閉兒更常出現腸胃問題（包括便秘，腹瀉和脹氣）。因此近年科學界的研究重點，已開始從尋找自閉症基因，轉向到嘗試釐清母親在懷孕期間的免疫發炎情況與自閉症的風險關係，以及嬰幼兒的腸道微生物菌群異常如何影響大腦的正常發育等方向。

2020 年美國加州大學戴維斯分校團隊針對 255 位兩歲到三歲半的自閉兒及 129 位年齡相符的正常發育兒童進行研究，發現自閉兒中有將近 50% 的孩童有腸胃方面的問題（正常發育兒童有腸胃問題的不到 18%）；自閉兒更有 30% 同時有多種腸胃問題（正常發育兒童的比例只有 5%）。此外自閉兒若有越多腸胃問題，自我傷害行為和身體不舒服的情況就越多、失眠情況越常發生，睡眠時間也越短。最後，不管是自閉兒或正常發育兒童，腸胃問題和自我傷害、刻板行為、攻擊行為、睡眠障礙和注意力缺失等情況都出現關聯性（也就是當這些孩子有越多腸胃問題，問題行為也相對增加）（25）。

2017 年美國亞歷桑納研究團隊進行的一項小型臨床實驗，針對 18 位自閉兒進行糞便微生物移植（fecal transplant）治療，結果相當令人振奮：接受治療的自閉兒胃腸道症狀改善近 80%，便秘、腹瀉、消化不良和腹痛等症狀都有著明顯

改善，而且胃腸症狀的改善在療程結束後仍然持續了 8 周。另一方面，自閉兒的行為症狀同樣獲得明顯改善，且行為改善在治療結束後更持續了 8 周。

　　研究團隊分析受試兒童的腸道微生物定序結果顯示，捐贈者的部分菌群被成功轉移到受贈自閉兒的腸道，並且對菌群環境產生了有益的改善效果。此外，受贈自閉兒腸道內的總菌多樣性提升了，而且部分之前研究被歸屬於益生菌的菌種（包括雙歧桿菌屬 [Bifidobacterium]、普氏菌屬 [Prevotella]和脫硫弧菌屬 [Desulfovibrio]）數量都增加，前述變化在療程結束後也持續了 8 周（26）。

　　然而我要再次提醒，腸道菌群與疾病的研究仍屬早期，全球各個研究團隊對於菌株的鑑定與說明（例如是分析到學界門綱目科屬種的哪一個分類），腸道菌相改變的定義，甚至到微生物菌的分析與計數方法，都還沒有一致性的標準，許多研究成果中號稱的好菌或壞菌，以及哪些菌相改變發現與疾病風險增加或降低有關，仍需更多研究證據和進一步釐清。

　　不過隨著腸道微生物和大腦正常發展的刺激訊號之間有強烈關聯性的科學證據持續增加，若能透過長期的飲食和腸道療程來改變腸道微生物菌群和基因體，進而達成改善自閉兒的胃腸道症狀和行為症狀的效果，相關療法很可能成為自閉症臨床治療的福音。

失智症（Dementia）

　　隨著全球人口老化快速，失智症病人數目也以驚人速度攀升。國際失智症協會在 2019 年全球失智症報告中預估，全球有超過 5 千萬名失智者，到 2050 年更將增加為 1 億 5 千 2 百萬人。在台灣，根據失智協會的估計，截至 2019 年 12 月底，65 歲以上的老人中，每 12 人即有 1 位罹患失智症，80 歲以上的老人更是每 5 人就有 1 位是失智症病患。

　　由於失智老人慢慢會失去自我生活能力，病患的照護和治療費用相當昂貴。然而相較於癌症的研究經費，各國政府過去投入失智症的研究經費卻很有限。例如從 2012 年到 2017 年的 5 年期間，美國 NIH 每年投入在癌症研究經費約 60 億美金，但投入阿茲海默症的經費卻只有約 5 億美元。

失智症
定義與種類

　　許多人認為失智是大腦的正常老化現象，其實不然。失智症是一種大腦功能退化的疾病，病患會出現明顯的認知功能受損，如記憶力、語言能力、空間感、判斷力、注意力退化等，也可能出現性格上的改變，或甚至出現妄想或幻覺，

當前述症狀的嚴重程度足以影響其正常生活時，就會被診斷為失智症。

失智症可依主要病因簡單分為三類，第一類是神經退化疾病引起之失智症，包括阿茲海默症、帕金森症、額顳葉退化失智症、路易體失智症、或亨汀頓症引起的失智症等；第二類是血管性失智症，是因為腦血管病變造成中風或出血，導致腦部缺氧或受損而引起的失智現象；第三類續發性失智症是因為其他原因造成的腦部受損，例如酒精成癮、維他命B12 或葉酸缺乏、甲狀腺功能低下、頭部創傷、腦部腫瘤、梅毒或人類後天免疫不全等病毒感染、重金屬中毒等原因，都可能造成失智。

在所有失智症中，最常見的是阿茲海默症，約佔 60%，其次為血管性失智症，約占 20%。科學界雖然已經知道阿茲海默症病患大腦會出現澱粉樣斑塊堆積（amyloid plaques，由乙型澱粉樣蛋白 [β-amyloid peptide, Aβ] 的沉積物組成）、神經纖維糾結（neurofibrillary tangles，由超磷酸化 tau 蛋白組成），神經發炎（neuroinflammation）、神經細胞死亡等現象，對確切病因和罹病機轉仍然不清楚。不過越來越多證據顯示心血管疾病的風險因子和阿茲海默症病患認知功能受損和病程惡化有關聯性，科學家也開始思考兩者間是否有共通性的病理機制。

紐約洛克斐勒大學的 Sydney Strickland 教授在 2018 年的

一篇回顧文章中，就提出了類似觀點。他先以癌症的例子進行說明，雖然癌症的基本病理是失控的細胞分裂。但細胞分裂失控本身未必致命，癌症會致命通常是其他機制同時失靈的加乘結果，例如免疫系統失去作用，或是癌細胞轉移擴散而加劇身體的組織與器官受損。因此最新的癌症療法是針對活化身體本身的免疫能力及阻止癌細胞轉移等機制下手，且能有效改善患者的預後。

他認為阿茲海默症可能有類似的情形：雖然阿茲海默症的基本病理是神經功能失常導致認知功能下降，但其他異常的生理機制，包括「細胞自噬」（autophagy）機制失靈，神經突觸的毒性、氧化壓力、線粒體功能異常等，都會加速阿茲海默症的惡化。

在所有可能的幫兇中，發炎似乎扮演特別關鍵的角色（27）。2019 年德國研究團隊在《自然》（Nature）提供發炎在阿茲海默症和其他相關失智症扮演關鍵角色的重要證據。基本上，大腦異常的發炎過程會加劇乙型澱粉樣蛋白質堆積和 tau 蛋白神經糾結病理機轉的惡化（28）。

發炎的大腦
與腸道菌群

　　近年來腸道微生物菌群能調節體內發炎現象的證據，促使科學界開始探索腸道菌群和失智症的關係。瑞士日內瓦大學和醫院團隊及義大利研究團隊攜手進行的研究結果證實，人類腸道菌群失衡與大腦澱粉樣斑塊堆積確實存有關聯性，而失智症患者血液中存在某些腸道菌產生的蛋白質，可能改變免疫系統和神經系統間的相互作用（29）。

　　該研究團隊更發現，相較於沒有失智症的年老受試者，阿茲海默症病患的腸道菌群多樣性較低，某些種類的微生物菌群數量較少，某些種類的微生物數量則較多。重要的是，病人血液中的發炎標記和某些微生物菌種及疾病具有明顯的關聯性，換言之，這些發炎物質可能是調節腸道菌群和大腦間作用的中介者。

　　因此腸道微生物可能透過幾種途徑影響大腦功能及阿茲海默症病程：第一，它們可以影響免疫系統，進而改變免疫系統與神經系統間的互動。第二，阿茲海默症病患的大腦血管周圍存有會促發炎的脂多醣（某些細菌身上的蛋白質）。第三，部分腸道菌產生的某些代謝物（特別是短鏈脂肪酸）具有神經保護作和抗發炎的特性，可直接或間接地影響大腦的功能。

地中海及得舒飲食法
可以保護大腦

　　由於阿茲海默症類型的失智症的病程相當長，發病前數十年就可能開始出現病理異常，因此當病人出現明顯症狀時，表示大腦的神經網路已被破壞得很嚴重，這也是為何目前仍無有效治療阿茲海默症藥物的原因——試問，當承載一生的記憶城堡已開始傾圮崩毀，幾顆藥丸如何重建生命過程點滴累積的時時刻刻？

　　因此面對阿茲海默失智症，提早預防絕對是最好對策，而飲食，則是預防的關鍵。越來越多的科學證據支持健康飲食能保護大腦和預防失智的觀點。早在 2006 年，美國哥倫比亞大學的研究就顯示地中海飲食可以降低阿茲海默症風險高達 68%。該項研究也發現，即使已出現輕度認知功能喪失的受試者，遵循地中海飲食，相較不遵守組，病程繼續惡化成阿茲海默症的風險也可顯著降低達 48%（30）。

　　無怪乎大腦科學家會特別提倡地中海飲食法，甚至進一步提倡延緩神經退化的地中海 ——— 得舒飲食法（Mediterranean-DASH Intervention for Neurodegenerative Delay，簡稱 MIND，英文「心智」之意），亦即飲食中盡可能攝取富含膳食纖維且未過度加工的植物（如各類蔬菜、莓果、堅果、全穀、豆類），並且搭配好的油脂（如橄欖油）

及魚類。2017 年美國和愛爾蘭研究團隊針對近 6000 名退休族（實際受試者人數為 5907 位，平均年齡 68 歲）的大型研究發現，飲食原則越遵循地中海飲食法或 MIND 飲食法的受試者，認知功能也較佳（31）。

近年的研究也進一步提供了腦造影和生物標記證據，顯示健康飲食能讓大腦更年輕，並且改善發炎情況：2021 年德國研究團隊針對 169 位認知功能正常的年長受試者，以及 343 位被評估為失智症風險族群的年長受試者進行研究，發現嚴格遵循地中海飲食法原則的受試者，大腦比較年輕，而且體內和發炎及認知能力退化有關的生物標記（乙型澱粉樣蛋白質堆積和 tau 蛋白）較低。反之，無法遵循地中海飲食法的失智症病患海馬迴萎縮情況更嚴重，體內的乙型澱粉樣蛋白質堆積和 tau 蛋白較多（32）。

簡言之，現有的科學證據顯示，健康飲食不僅有助於降低身體的發炎情況，還可能透過供給腸道微生物足夠的食物和養分，近一步調節身體的免疫反應。因此不管是想預防老年失智，或是想改善已經出現退化現象的認知功能，請慎選入口的食物吧，你的大腦會感謝你的。

PART

2

好腸道
從好飲食開始

....

CHAPTER .... ④
顧好腸道的
超級食物

大多數人是為吃而活。許多人雖然經常計畫下一餐要吃什麼，卻很少會停下來想一想自己吃下肚的食物究竟是什麼。

想像一下，如果你是漂浮在外太空的太空人，唯一讓你不會受到輻射傷害和隕石撞擊傷害的保護裝備，就是你身上穿著的太空衣。若是如此，你會不會很寶貝身上這件太空衣，盡全力保護這套珍貴的裝備呢？

正確的飲食才能阻止疾病

其實，我們的生活和前述情況十分類似。大多數的人都生活在充滿各種壓力的現代環境中：食物、空氣、水源都被各種人工化學物污染。更別說工作職場、社交媒體、負面新聞帶來的各種有毒情緒與壓力。保護我們免受壓力傷害的「太空衣」就是我們的身體。我們只有一個身體，但很多人都忽略了保護身體的重要性，往往在它出狀況後，才會想照顧健康。

很多人生病時會跟醫生求救，希望醫生能像上帝一樣，挽救自己的生命。但是醫生不是神。醫生擅長的是用最好的治療方式或藥物幫病人治病，但很多時候，藥物只能緩解症狀，卻無法根治疾病。唯一有治癒疾病力量的，只有我們的身體。現代醫學之父希波克拉底（Hippocrates）曾說過：「讓食物作為你的藥，讓藥作為你的食物。」換言之，正確的飲食才能阻止疾病的發展與進程。

因此當我們檢視標準美國飲食方式（Standard American Diet，簡稱為 SAD 飲食方式）的飲食內容，會發現這種飲食方式充斥了不及格的「空卡食物」（empty calorie food），也就是提供大量熱量但營養價值極低，幾乎不含纖維素、胺基酸、抗氧化物質、礦物質或維生素的高度加工食物。傳統的美國速食就是空卡食物的典型代表：以精製白麵粉做成的麵包缺乏纖維和營養素，所謂的「秘密醬料」和「雞塊」都經過高度加工程序並含多種化學添加物，讓人根本認不出原來的食物長甚麼樣子。

許多空卡食物會以油炸方式烹調。研究顯示，當甜味與脂肪被巧妙地結合時，更容易讓我們對食物上癮。許多人無法對食物說不，尤

其無法對垃圾食品說不，就是對垃圾食物成癮了。令人難過的是，美國標準飲食已逐漸成為亞洲標準飲食方式（Standard Asian Diet，簡稱SAD），我們可以很容易發現台灣的飲食習慣變得美國化，這種飲食習慣造成的結果更明顯——環顧四周，我們身邊的肥胖兒童和青年越來越多。

流行數十年的食物卡路里理論強調，只要消耗的卡路里比攝取的卡路里少，我們就能瘦下來。所以許多人減肥的方式，要不就是拚命運動（增加消耗卡路里），要不就是拚命節食（減少攝取的卡路里）。但前述方法往往效果不彰，因為我們忽視了一個基本事實：食物提供給人體的不單是能量（熱量）而已，還有各種營養成分。

用來自大自然的超級食物養好你的腸道健康

我在本書中介紹並推廣美味超級食物的努力，就是希望能幫助大家改掉吃空卡食物的習慣。吃超級食物真的不難，尤其是在台灣，因為台灣有很多營養密度高的蔬菜水果，而且還有很多在乎土地和環境生態系健康的農友，是採取生態友善及無毒農耕方式種植這些蔬果。

當超級食物（superfoods）一詞開始流行，許多商業品牌紛紛推出各種「功能性食品」強調產品的健康效益，更伴隨強大的行銷語言要我們相信：我們的身體需要「特殊營養」才能保持健康。事實卻是，這些營養素往往是從天然食物萃取而得，而最簡單（及便宜）取得這些營養素的方式，就是直接吃天然食物。

直接來自大自然的食物，來自用愛耕種的農民和農地，是大地之母給人類的愛。藍區（Blue Zone）人瑞村的研究發現，位於全球各地長壽熱點的人瑞們，他們的飲食都有個重要的共同點：他們會大量攝取蔬菜、水果、全穀和豆類等植物膳食，幾乎不會吃高度加工的速食和即食食品。

我們將在接下來的幾個章節詳細介紹台灣盛產或容易取得的天然超級食物，就讓我們用大地之母的愛照顧自己和家人吧。

顧好腸道的**超級食物**

富含纖維和植化素的
蔬菜與水果

　　我們在此雖然只重點介紹部分蔬菜，但所有可食用的植物，尤其是葉菜類，都富含纖維（能提供腸道微生物愛吃的纖維）以及能幫助植物抗氧化與免疫抗菌的維生素、礦物質、植化素——都可被歸類是對健康有特殊益處的超級食物。一般來說，蔬菜的烹飪應避免油炸和炒煮過久，才不會破壞營養。

　　此外某些慢性病患者，若需長期服藥或在飲食中避免特定化學活性物質，得留意蔬菜的種類和攝取量。例如患有腎臟病或心律不整問題的人，就可能需要控制鉀的攝取。

十 字 花 科 蔬 菜

　　許多人覺得十字花科蔬菜有種特殊氣味，因為這類植物含有被統稱為硫代葡萄糖苷（glucosinolate，又稱硫苷或芥子油苷）的植化素。

　　美國華盛頓大學在 2009 年研究就發現增加飲食中的十字花科蔬菜會改變腸道菌相。當年的實驗是在 14 天的實驗期間提供受試者含青花菜、花椰菜、高麗菜和紫高麗菜、蘿蔔嬰的十字花科食物，結果發現受試者能夠分解這些植物的部分特定腸道菌種增加了（33）。

　　2020 年史丹福的研究團隊更進一步發現腸道菌將十字花科植物中的硫苷轉換成抗癌活性物質的代謝途徑。原來當我們吃下富含硫苷的蔬菜時，會被腸道的微生物菌轉化為異硫氰酸酯（isothiocyanate）及以吲哚 -3- 甲醇（indole-3-carbinol，簡稱 I3C）為主的吲哚化合物（indole compounds）（34）。

　　近年科學研究顯示異硫氰酸酯和吲哚 -3- 甲醇具有抗氧化、抗發炎、甚至防癌及抗癌的效果，十字花科蔬菜也因此成為醫師、營養師、科學研究人員強力推薦的天然超級食物。台灣常見十字花科蔬菜包括：青江菜、大白菜、高麗菜、青花菜、花椰菜、芥藍、包心芥菜、大頭菜、芥末等。

　　我將在此介紹十種強力推薦的十字花科蔬菜，更鼓勵讀者至少每天在攝食一到兩種名單上的食物，讓腸道中的菌吃得好，快樂製造天然的抗氧化物質，幫助身體消炎防癌。

青江菜

Bok Choy | 學名 *Brassica rapa subsp. chinensis*

菜市場一把十元、就連貴一點的超市有機版也是 50 元有找的青江菜，營養成分相當豐富，富含維生素、礦物質、植化素、膳食纖維，而且熱量超低，每 100 克只有 13 大卡。在台灣一年四季都吃得到的青江菜，能幫助減重、顧眼、保骨本、抗氧化，是名副其實的超級食物！

此外青江菜是高鈣蔬菜，含鈣量幾乎可媲美牛奶，加上青江菜本身的草酸含量低，較不會有草酸和鈣結合而被排出體外的問題，非常適合常吃來補鈣。由於青江菜的水分含量很高，是夏天自製冷壓蔬果汁很好的基本食材。

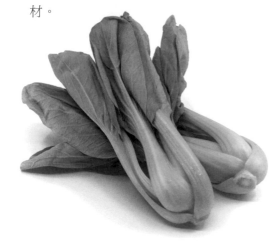

青江菜每100公克營養成分 / Nutrition Value per 100 g		
主要營養 Principle	**營養價值** Nutrient Value	**每日建議攝取量** Percentage of RDA
能量 Energy	13 kcal	<1%
碳水化合物 Carbohydrates	2.18 g	1.5%
蛋白質 Protein	1.5 g	3%
總脂肪 Total Fat	0.20 g	1%
膽固醇 Cholesterol	0 mg	0%
膳食纖維 Dietary Fiber	1 g	2.5%
維生素 Vitamins		
葉酸 Folates	66 µg	16%
菸鹼酸 Niacin	0.500 mg	3%
泛酸 (維生素B5) Pantothenic acid	0.088 mg	1.5%
吡哆醇 (維生素B6) Pyridoxine	0.194 mg	15%
核黃素 (維生素B2) Riboflavin	0.070 mg	5%
硫胺素 (維生素B1) Thiamin	0.040 mg	3.5%
維生素A Vitamin A	4468 IU	149%
維生素C Vitamin C	45 mg	75%
維生素K Vitamin K	45.5 µg	38%
電解質 Electrolytes		
鈉 Sodium	65 mg	4%
鉀 Potassium	252 mg	5%
礦物質 Minerals		
鈣 Calcium	105 mg	10.5%
鐵 Iron	0.80 mg	10%
鎂 Magnesium	19 mg	5%
錳 Manganese	0.159 mg	7%
磷 Phosphorus	37 mg	5%
鋅 Zinc	0.19 mg	1.5%
植化素 Phyto-nutrients		
α 胡蘿蔔素 Carotene-α	1 µg	--
ß 胡蘿蔔素 Carotene-ß	2681 µg	--
葉黃素—玉米黃質 Lutein-zeaxanthin	40 µg	--

資料來源：美國農業部國家營養資料庫 Source: USDA National Nutrient data base

大白菜每100公克營養成分 ／ Nutrition Value per 100 g		
主要營養 Principle	營養價值 Nutrient Value	每日建議 攝取量 Percentage of RDA
能量 Energy	16 kcal	<1%
碳水化合物 Carbohydrates	3.23 g	2.5%
蛋白質 Protein	1.2 g	2%
總脂肪 Total Fat	0.2 g	1%
膽固醇 Cholesterol	0 mg	0%
膳食纖維 Dietary Fiber	1.2 mg	3%
維生素 Vitamins		
葉酸 Folates	79 µg	20%
菸鹼酸 Niacin	0.400 mg	2.5%
泛酸（維生素B5）Pantothenic acid	0.105 mg	2%
吡哆醇（維生素B6）Pyridoxine	0.232 mg	18%
核黃素（維生素B2）Riboflavin	0.050 mg	4%
硫胺素（維生素B1）Thiamin	0.040 mg	3%
維生素A Vitamin A	318 IU	11%
維生素C Vitamin C	27 mg	45%
維生素K Vitamin K	42.9 µg	38%
電解質 Electrolytes		
鈉 Sodium	8 mg	0.50%
鉀 Potassium	238 mg	5%
礦物質 Minerals		
鈣 Calcium	77 mg	8%
鐵 Iron	0.31 mg	4%
鎂 Magnesium	13 mg	3%
錳 Manganese	0.190 mg	8%
磷 Phosphorus	29 mg	4%
鋅 Zinc	0.23 mg	2%
植化素 Phyto-nutrients		
α 胡蘿蔔素 Carotene-α	1 µg	--
ß 胡蘿蔔素 Carotene-ß	190 µg	--
葉黃素—玉米黃質 Lutein-zeaxanthin	48 µg	--

資料來源：美國農業部國家營養資料庫 Source: USDA National Nutrient data base

大 白 菜

Napa Cabbage │ 學名 *Brassica rapa subsp. pekinensis*

又名包心白菜的大白菜是青江菜的近親（屬於白菜種植物的不同亞種），和青江菜一樣，大白菜也富含水分、膳食纖維、維生素、礦物質和硫苷。大白菜熱量低，每一百克的大白菜只有 16 大卡。

韓國的一項研究發現，大白菜的根部比菜葉部分有更高的 γ-氨基丁酸（GABA），能明顯改善因攝取酒精而造成的肝臟代謝負擔並降低血液中的壞膽固醇（LDL-cholesterol），因此多吃大白菜還能保護酒精引起的肝臟負擔（35）。

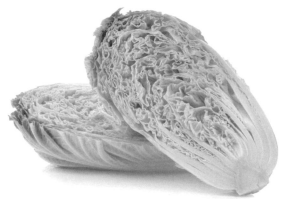

高麗菜

Cabbage | 學名 *Brassica oleracea capitata*

　　和青江菜一樣屬於台灣國民蔬菜的高麗菜，有蔬菜中的「高麗蔘」之稱，也是另一種親民又營養的「超級食物」！不過英國一項研究顯示，完全煮熟的高麗菜和稍微煮過的高麗菜相比，前者在人體內產生的異硫氰酸酯會比較少，這可能是因為煮熟高麗菜的植物酶被破壞的比較嚴重，進而影響硫苷含量，所以腸道中的微生物菌能用來轉化成異硫氰酸酯的量變少（36）。因此建議食用高麗菜時，以稍微蒸煮（2分鐘內）的方式烹調較佳。

　　另外台灣市場也生產屬於高麗菜（結球甘藍）變種的紫高麗菜或紫甘藍（學名 *Brassica oleracea var. capitata f. rubra*）；紫高麗菜的漂亮紫色來自一種叫做矢車菊素（cyanidin）的天然花青素，許多動物實驗都發現矢車菊素可幫助血糖和脂肪代謝，保護非酒精性脂肪肝造成的健康問題。

高麗菜每100公克營養成分 / Nutrition Value per 100 g		
主要營養 Principle	營養價值 Nutrient Value	每日建議攝取量 Percentage of RDA
能量 Energy	25 kcal	<1.5%
碳水化合物 Carbohydrates	5.8 g	4%
蛋白質 Protein	1.3 g	2%
總脂肪 Total Fat	0.1 g	0.5%
膽固醇 Cholesterol	0 mg	0%
膳食纖維 Dietary Fiber	2.50 mg	6%
維生素 Vitamins		
葉酸 Folates	53 µg	13%
菸鹼酸 Niacin	0.234 mg	1.5%
泛酸（維生素B5）Pantothenic acid	0.212 mg	4%
吡哆醇（維生素B6）Pyridoxine	0.124 mg	10%
核黃素（維生素B2）Riboflavin	0.040 mg	3%
硫胺素（維生素B1）Thiamin	0.061 mg	5%
維生素A Vitamin A	98 IU	3%
維生素C Vitamin C	36.6 mg	61%
維生素K Vitamin K	76 µg	63%
電解質 Electrolytes		
鈉 Sodium	18 mg	1%
鉀 Potassium	170 mg	3.5%
礦物質 Minerals		
鈣 Calcium	40 mg	4%
鐵 Iron	0.47 mg	6%
鎂 Magnesium	12 mg	3%
錳 Manganese	0.160 mg	7%
磷 Phosphorus	26 mg	3.5%
鋅 Zinc	0.18 mg	1.5%
植化素 Phyto-nutrients		
α 胡蘿蔔素 Carotene-α	33 µg	--
ß 胡蘿蔔素 Carotene-ß	42 µg	--
葉黃素—玉米黃質 Lutein-zeaxanthin	30 µg	--

資料來源：美國農業部國家營養資料庫 Source: USDA National Nutrient data base

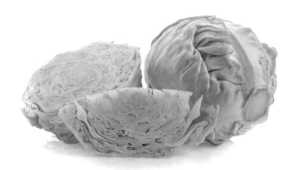

青 花 菜

Broccoli | 學名 *Brassica oleracea var. italica*

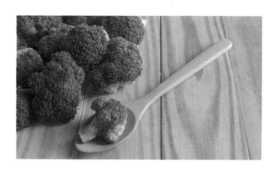

青花菜每100公克營養成分 ／ Nutrition Value per 100 g		
主要營養 **Principle**	**營養價值** **Nutrient Value**	**每日建議攝取量** **Percentage of RDA**
能量 Energy	34 Kcal	<2%
碳水化合物 Carbohydrates	6.64 g	2.5%
蛋白質 Protein	2.82 g	2%
總脂肪 Total Fat	0.37 g	1%
膽固醇 Cholesterol	0 mg	0%
膳食纖維 Dietary Fiber	2.60 g	3%
維生素 Vitamins		
葉酸 Folates	63 µg	16%
菸鹼酸 Niacin	0.639 mg	4%
泛酸 (維生素B5) Pantothenic acid	0.573 mg	12%
吡哆醇 (維生素B6) Pyridoxine	0.175 mg	13%
核黃素 (維生素B2) Riboflavin	0.117 mg	9%
硫胺素 (維生素B1) Thiamin	0.071 mg	6%
維生素A Vitamin A	623 IU	21%
維生素C Vitamin C	89.2 mg	149%
維生素E Vitamin E	0.17 mg	1.5%
維生素K Vitamin K	101.6 µg	85%
電解質 Electrolytes		
鈉 Sodium	33 mg	2%
鉀 Potassium	316 mg	7%
礦物質 Minerals		
鈣 Calcium	47 mg	5%
銅 Copper	0.049 mg	5.5%
鐵 Iron	0.73 mg	9%
鎂 Magnesium	21 mg	5%
錳 Manganese	0.210 mg	9%
硒 Selenium	2.5 µg	5%
鋅 Zinc	0.41 mg	4%
植化素 Phyto-nutrients		
α 胡蘿蔔素 Carotene-α	361 µg	--
ß 胡蘿蔔素 Carotene-ß	1 µg	--
葉黃素—玉米黃質 Lutein-zeaxanthin	1403 µg	--

資料來源：美國農業部國家營養資料庫 Source: USDA National Nutrient data base

　　俗稱綠花椰菜的青花菜是營養密度相當高的超級食物，富含膳食纖維、維生素和礦物質。例如每 100 克青花菜就有 89 毫克的維生素 C（高達每日建議攝取量的 150%），維生素 K 含量也將近 102 毫克（為每日建議攝取量的 85%）；前者是天然的強力抗氧化劑，後者能幫助凝血、預防心血管疾病與骨質疏鬆問題。更重要的，新鮮青花菜是天然植化素（包括硫苷）的寶庫，難怪青花菜是許多醫生和營養師推薦的健康食材第一名！

　　青花菜的質地較硬，但過度烹飪容易造成營養成分的流失。事實上，多項實驗都發現，隔水或蒸烤箱蒸煮的青花菜，比起油炒或水煮青花菜，能保留更多的植化素、酵素活性、和抗氧化力（37）。因此若想讓青花菜變軟，可將新鮮青花菜以冷凍方式保存，再以隔水加熱或蒸烤箱高溫蒸煮 1-3 分鐘，就能同時兼顧質地和營養。

花椰菜

Cauliflower |
學名 *Brassica oleracea var. botrytis*

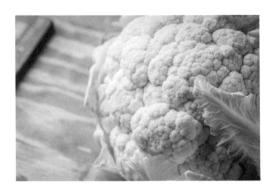

花椰菜和青花菜是野生甘藍的不同變種，因此兩者並非顏色不同的雙胞胎。不過和近親青花菜一樣，花椰菜的營養密度也很高，能同時提供膳食纖維、維生素和礦物質等營養，也含有具抗癌功能的硫苷植化素。

台灣常見的花椰菜多為白色，近年來市場上開始出現紫色、橘黃色、蘋果綠等各種美麗色彩的花椰菜，各有不同的健康益處，例如紫色花椰菜的紫色來自花青素，具有清除體內自由基的抗氧化效果，而橘黃色的花椰菜則富含核黃素（維生素 B2）及較高含量的維生素 A，護眼效果更佳。

近年來在國外爆紅的花椰菜米（Cauliflower rice），可以取代白飯的口感，也是我們強力推薦的高纖低熱量料理。

花椰菜每100公克營養成分 ／ Nutrition Value per 100 g		
主要營養 Principle	營養價值 Nutrient Value	每日建議攝取量 Percentage of RDA
能量 Energy	25 Kcal	<1.5%
碳水化合物 Carbohydrates	4.97 g	4%
蛋白質 Protein	1.92 g	4%
總脂肪 Total Fat	0.28 g	1%
膽固醇 Cholesterol	0 mg	0%
膳食纖維 Dietary Fiber	2.0 g	5%
維生素 Vitamins		
葉酸 Folates	57 µg	14%
菸鹼酸 Niacin	0.507 mg	3%
泛酸（維生素B5）Pantothenic acid	0.667 mg	13%
吡哆醇（維生素B6）Pyridoxine	0.184 mg	14%
核黃素（維生素B2）Riboflavin	0.060 mg	4.5%
硫胺素（維生素B1）Thiamin	0.050 mg	4%
維生素A Vitamin A	0 IU	0%
維生素C Vitamin C	48.2 mg	80%
維生素E Vitamin E	0.08 mg	0.5%
維生素K Vitamin K	15.5 µg	13%
電解質 Electrolytes		
鈉 Sodium	30 mg	2%
鉀 Potassium	299 mg	6%
礦物質 Minerals		
鈣 Calcium	22 mg	2%
銅 Copper	0.039 mg	4.5%
鐵 Iron	0.42 mg	5%
鎂 Magnesium	15 mg	3.5%
錳 Manganese	0.155 mg	7%
鋅 Zinc	0.27 mg	2.5%
植化素 Phyto-nutrients		
ß 胡蘿蔔素 Carotene-ß	0 µg	--
葉黃素—玉米黃質 Lutein-zeaxanthin	1 µg	--

資料來源：美國農業部國家營養資料庫 Source: USDA National Nutrient data base

羽衣甘藍每100公克營養成分／Nutrition Value per 100 g		
主要營養 Principle	營養價值 Nutrient Value	每日建議 攝取量 Percentage of RDA
能量 Energy	35 Kcal	<2%
碳水化合物 Carbohydrates	4.42 g	3%
蛋白質 Protein	2.92 g	5%
總脂肪 Total Fat	1.49 g	5%
膽固醇 Cholesterol	0 mg	0%
膳食纖維 Dietary Fiber	4.1 g	11%
維生素 Vitamins		
葉酸 Folates	62 µg	15.5%
菸鹼酸 Niacin	1.180 mg	7%
泛酸（維生素B5）Pantothenic acid	0.370 mg	7%
吡哆醇（維生素B6）Pyridoxine	0.147 mg	11%
核黃素（維生素B2）Riboflavin	0.347 mg	27%
硫胺素（維生素B1）Thiamin	0.113 mg	9%
維生素A Vitamin A	4812 IU	160%
維生素C Vitamin C	93.4 mg	156%
維生素K Vitamin K	389.6 µg	325%
電解質 Electrolytes		
鈉 Sodium	53 mg	3.5%
鉀 Potassium	348 mg	7%
礦物質 Minerals		
鈣 Calcium	254 mg	25%
銅 Copper	0.053 mg	6%
鐵 Iron	1.60 mg	20%
鎂 Magnesium	33 mg	8%
錳 Manganese	0.920 mg	40%
磷 Phosphorus	55 mg	8%
硒 Selenium	0.9 µg	1.6%
鋅 Zinc	0.39 mg	3.5%
植化素 Phyto-nutrients		
異鼠李素 Isorhamnetin	23.6 mg	--
山奈酚 Kaempferol	46.8 mg	--
檞皮素 Quercetin	22.6 mg	--

資料來源：美國農業部國家營養資料庫 Source: USDA National Nutrient data base

羽 衣 甘 藍

Kale ｜學名 *Brassica oleracea var. acephala*

　　原產於地中海至小亞細亞一帶的羽衣甘藍，其實有著悠久的農耕歷史，早在西元前200年的古希臘就已被廣泛栽培。這在歐美到處可見的觀賞植物，因為名列美國農業部老年研究中心早年推出的食物抗氧化能力（OPAC值）名單第一名，成為一夕爆紅的超級食物！事實上，我第一次看到超級食物這個詞，就是在波士頓全食超市的羽衣甘藍包裝標示。不只歐美，日本也很流行羽衣甘藍，許多青汁粉末補充包，原料就是羽衣甘藍。

　　和大部分的十字花科植物一樣，羽衣甘藍的營養密度很高，富含植化素、膳食纖維、維生素和礦物質。更值得一提的是，每100克的羽衣甘藍含有254毫克的鈣質和1.6毫克的鐵質，分別能提供每日建議攝取量的25%和20%！

　　此外羽衣甘藍多年一直排名在超級食物名單的第一名，還因為它富含有天然抗過敏、抗發炎、抗癌作用和防治糖尿病效果的黃酮醇化合物，包括山奈酚、檞皮素、異鼠李素等。

　　稍微蒸煮後的羽衣甘藍加入義大利巴薩米克醋和橄欖油，撒上幾顆蔓越莓果乾與堅果，就是一道健康滿分的美味沙拉。

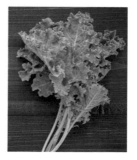

芥 藍

Kai Lan |
學名 *Brassica oleracea var. alboglabra*

　　台語被稱為「隔暝仔菜」的芥藍因為味微甘如芥，故被稱為芥藍。爽脆的口感還贏得美食文豪蘇東坡對它的讚美：「芥藍如菌蕈，脆美牙頰響。」

　　從芥藍常見的兩個英文別名：Chinese broccoli 和 Chinese kale，可看出它和羽衣甘藍及青花菜的近親關係（同屬十字花科芸薹屬甘藍種植物）。除了有豐富的鈣質和維生素 K 之外，芥藍還含有生物鹼奎寧，也因此帶有特殊的苦味。

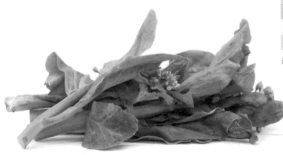

芥藍每100公克營養成分／Nutrition Value per 100 g		
主要營養 Principle	營養價值 Nutrient Value	每日建議攝取量 Percentage of RDA
能量 Energy	30 Kcal	1.5%
碳水化合物 Carbohydrates	4.67 g	3.59%
蛋白質 Protein	1.2 g	2.4%
總脂肪 Total Fat	0.76 g	2.17%
膽固醇 Cholesterol	0 mg	0%
膳食纖維 Dietary Fiber	2.6 g	6.84%
維生素 Vitamins		
葉酸 Folates	104 μg	
菸鹼酸 Niacin	0.459 mg	2.87%
泛酸（維生素B5）Pantothenic acid	0.074 mg	1.48%
吡哆醇（維生素B6）Pyridoxine	0.104 mg	11%
核黃素（維生素B2）Riboflavin	0.153 mg	11.77%
硫胺素（維生素B1）Thiamin	0.1 mg	8.33%
維生素A Vitamin A	1720 IU	12.29%
維生素C Vitamin C	29.6 mg	32.89%
維生素K Vitamin K	89.1 μg	74.25%
電解質 Electrolytes		
鈉 Sodium	7 mg	0.47%
鉀 Potassium	274 mg	5.83%
礦物質 Minerals		
鈣 Calcium	105 mg	10.5%
銅 Copper	0.064 mg	7.11%
鐵 Iron	0.59 mg	7.38%
鎂 Magnesium	19 mg	4.52%
錳 Manganese	1.4 mg	60.87
磷 Phosphorus	43 mg	5.83%
硒 Selenium	1.4 μg	
鋅 Zinc	0.41mg	3.73
植化素 Phyto-nutrients		
葉黃素─玉米黃質 Lutein-zeaxanthin	957	--
ß 胡蘿蔔素 Carotene-ß	1032	--

資料來源：美國農業部國家營養資料庫 Source: USDA National Nutrient data base

球 芽 甘 藍

Brussel Sprout |
學名 *Brassica oleracea var. gemmifera*

　　長的像袖珍型高麗菜的球芽甘藍，最早的種植紀錄可追溯到 16 世紀的比利時，事實上，它的英文別名就說明了球芽甘藍和比利時（首都為布魯塞爾）的親密關係了。

　　球芽甘藍富含膳食纖維、維生素、礦物質、植化素，例如每 100 克球芽甘藍有高達 85 毫克的維生素 C 和 177 微克的維生素 K，植物蛋白質和鐵質含量更是驚人。此外球芽甘藍還含有多種硫苷成分，具有抑制腫瘤細胞或清除致癌物質的作用，多項動物模型的癌症研究都顯示，球芽甘藍能誘使癌變腫瘤細胞啟動自殺程序（稱為細胞凋亡，apoptosis）（38）。

　　2019 年哈佛的研究團隊發現，腫瘤細胞會利用一種叫做 WWP1 的酵素干擾身體能抑制腫瘤細胞的蛋白質 PTEN，而包括球芽甘藍在內的十字花科植物的吲哚族硫苷被進一步轉化成吲哚 -3- 甲醇後，剛好就能箝住 WWP1 酵素、幫助 PTEN 恢復正常功能（39）。

　　原來長相可愛的球芽甘藍，其實是營養滿分的超級食物呢！

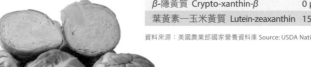

球芽甘藍每100公克營養成分 ／ Nutrition Value per 100 g		
主要營養 Principle	營養價值 Nutrient Value	每日建議攝取量 Percentage of RDA
能量 Energy	43 Kcal	2%
碳水化合物 Carbohydrates	8.95 g	7%
蛋白質 Protein	3.38 g	6%
總脂肪 Total Fat	0.30 g	1%
膽固醇 Cholesterol	0 mg	0%
膳食纖維 Dietary Fiber	3.80 g	10%
維生素 Vitamins		
葉酸 Folates	61 µg	15%
菸鹼酸 Niacin	0.745 mg	4.5%
泛酸（維生素B5）Pantothenic acid	0.309 mg	6%
吡哆醇（維生素B6）Pyridoxine	0.219 mg	17%
核黃素（維生素B2）Riboflavin	0.90 mg	7%
硫胺素（維生素B1）Thiamin	0.139 mg	13%
維生素A Vitamin A	754 IU	25%
維生素C Vitamin C	85 mg	142%
維生素K Vitamin K	177 µg	147%
電解質 Electrolytes		
鈉 Sodium	25 mg	1.5%
鉀 Potassium	389 mg	8%
礦物質 Minerals		
鈣 Calcium	42 mg	4%
銅 Copper	0.70 mg	8%
鐵 Iron	1.40 mg	17.5%
鎂 Magnesium	23 mg	6%
錳 Manganese	0.337 mg	15%
磷 Phosphorus	69 mg	10%
硒 Selenium	1.6 µg	3%
鋅 Zinc	0.42 mg	4%
植化素 Phyto-nutrients		
α 胡蘿蔔素 Carotene-α	6 µg	--
ß 胡蘿蔔素 Carotene-ß	450 µg	--
β-隱黃質 Crypto-xanthin-β	0 µg	--
葉黃素—玉米黃質 Lutein-zeaxanthin	1590 µg	--

資料來源：美國農業部國家營養資料庫 Source: USDA National Nutrient data base

芝麻葉

Arugula │學名 *Eruca sativa Mill.*

在美國被稱為 Arugula 的芝麻葉並非芝麻的葉子，而是因為帶有芝麻香氣，才被叫做芝麻葉。

芝麻葉屬十字花科植物，可分成葉片鋸齒狀的原生種，以及偏向圓形葉片的改良種；原生種芝麻葉的香氣和苦味較強烈，長相和台灣的山茼蒿（裂葉茼蒿）（garland chrysanthemum）有點像，但山茼蒿是菊科菊屬植物，和芝麻葉的味道完全不同。此外韓國料理中俗稱的「芝麻葉」，真正身份是紫蘇葉（英文俗名為 Perilla），和薄荷同為唇形科香草植物，而非十字花科植物。

芝麻葉富含膳食纖維、維生素、礦物質和抗氧化劑，是非常好的補鈣蔬菜，在本書的推薦蔬菜名單僅次於羽衣甘藍，每100克提供 160 毫克的鈣質，比青江菜還多！此外芝麻葉的葉酸和維生素 K 含量也很豐富，每 100 克分別含有 97 微克葉酸以及近 109 微克的維生素 K，能提供每日建議攝取量的 24% 和 90%！

屬於十字花科成員之一的芝麻葉還富含具抗癌效果的硫代葡萄糖苷，豐富又完整的營養成分，讓芝麻葉成為調製美味沙拉的不二菜選！

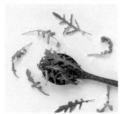

芝麻葉每100公克營養成分 ／ Nutrition Value per 100 g		
主要營養 Principle	營養價值 Nutrient Value	每日建議攝取量 Percentage of RDA
能量 Energy	25 kcal	<1.5%
碳水化合物 Carbohydrates	3.65 g	3%
蛋白質 Protein	2.58 g	5%
總脂肪 Total Fat	0.66 g	3%
膽固醇 Cholesterol	0 mg	0%
膳食纖維 Dietary Fiber	1.6 g	4%
維生素 Vitamins		
葉酸 Folates	97 µg	24%
菸鹼酸 Niacin	0.305 mg	2%
泛酸（維生素B5）Pantothenic acid	0.437 mg	8%
吡哆醇（維生素B6）Pyridoxine	0.073 mg	6%
核黃素（維生素B2）Riboflavin	0.086 mg	7%
硫胺素（維生素B1）Thiamin	0.044 mg	4%
維生素A Vitamin A	2373 IU	79%
維生素C Vitamin C	15 mg	25%
維生素E Vitamin E	0.43mg	3%
維生素K Vitamin K	108.6 µg	90%
電解質 Electrolytes		
鈉 Sodium	27 mg	2%
鉀 Potassium	369 mg	7.5%
礦物質 Minerals		
鈣 Calcium	160 mg	16%
銅 Copper	0.076 mg	8%
鐵 Iron	1.46 mg	18%
鎂 Magnesium	47 mg	12%
錳 Manganese	0.321 mg	14%
磷 Phosphorus	52 mg	7.5%
硒 Selenium	0.3 µg	<1%
鋅 Zinc	0.47 mg	5%
植化素 Phyto-nutrients		
α 胡蘿蔔素 Carotene-α	0 µg	--
ß 胡蘿蔔素 Carotene-ß	1424 µg	--
葉黃素—玉米黃質 Lutein-zeaxanthin	3555 µg	--

資料來源：美國農業部國家營養資料庫 Source: USDA National Nutrient data base

白蘿蔔每100公克營養成分 ／ Nutrition Value per 100 g		
主要營養 Principle	營養價值 Nutrient Value	每日建議攝取量 Percentage of RDA
能量 Energy	16 kcal	<1%
碳水化合物 Carbohydrates	3.4 g	3%
蛋白質 Protein	0.68 g	1%
總脂肪 Total Fat	0.1 g	<1%
膽固醇 Cholesterol	0 mg	0%
膳食纖維 Dietary Fiber	1.6 g	4%
維生素 Vitamins		
葉酸 Folates	25 µg	6%
菸鹼酸 Niacin	0.254 mg	1.5%
吡哆醇（維生素B6）Pyridoxine	0.071 mg	5.5%
核黃素（維生素B2）Riboflavin	0.039 mg	3%
維生素A Vitamin A	7 IU	<1%
維生素C Vitamin C	14.8 mg	25%
維生素K Vitamin K	1.3 µg	1%
電解質 Electrolytes		
鈉 Sodium	39 mg	2.5%
鉀 Potassium	233 mg	5%
礦物質 Minerals		
鈣 Calcium	25 mg	2.5%
銅 Copper	0.05 mg	5%
鐵 Iron	0.34 mg	4%
鎂 Magnesium	10 mg	2.5%
錳 Manganese	0.069 mg	2.5%
鋅 Zinc	0.28 mg	2%
植化素 Phyto-nutrients		
α 胡蘿蔔素 Carotene-α	0 µg	--
ß 胡蘿蔔素 Carotene-ß	4 µg	--
葉黃素—玉米黃質 Lutein-zeaxanthin	10 µg	--

資料來源：美國農業部國家營養資料庫 Source: USDA National Nutrient data base

白 蘿 蔔

Radish / 學名 *Raphanus raphanistrum subsp. sativus*

很多人可能不知道，白蘿蔔和胡蘿蔔並非親戚，白蘿蔔是十字花科植物，胡蘿蔔（又稱紅蘿蔔）則是繖形花科植物。

整體而言，白蘿蔔提供相當均衡的膳食纖維、維生素、礦物質和抗氧化劑。一般台灣料理以白蘿蔔的根部為主，和根莖植物不同，白蘿蔔的熱量和澱粉很低，每100克白蘿蔔熱量只有16大卡，僅含3.4克的碳水化合物。

白蘿蔔的葉子和幼苗（也就是蘿蔔嬰）營養成分相當高，可說是天然的綜合維他命，除了硫苷植化素，還含有能抗發炎、抗氧化及抗癌作用的類黃酮天然化合物山奈酚。

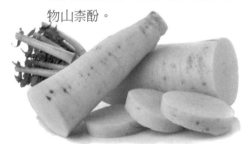

番 茄 與 彩 椒

　　番茄和彩椒是被歸類於蔬菜的水果，它們其實是植物的果實。番茄富含被稱為茄紅素（Lycopene）的類胡蘿蔔素，茄紅素是強大的天然抗氧化物質，有預防心血管疾病及癌症的效果（40）。

　　甜椒和番茄一樣富含茄紅素，未成熟的甜椒是青色的，成熟後會因為茄紅素含量增加而變紅或變黃。除了類胡蘿蔔素，甜椒的維生素含量更驚人：100 克彩椒的維生素 C 含量高達柳橙的 3 倍以上，另外還含有豐富的維生素 B 群和維生素 K。說彩椒是天然超級食物，一點都不誇張！

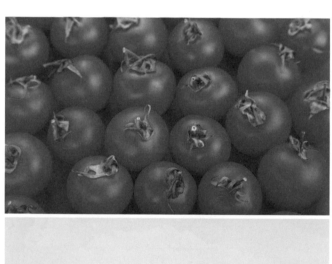

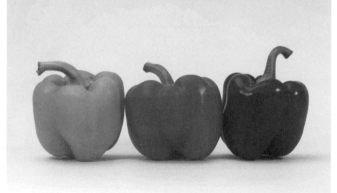

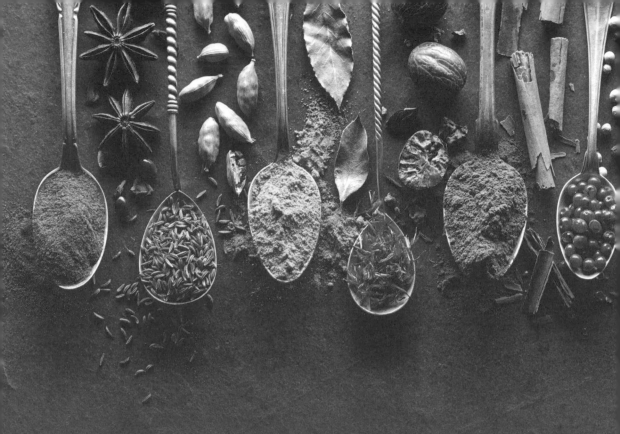

香 辛 植 物

　　香辛植物具有特殊香氣或味道，通常用量不多，卻能對食材產生
畫龍點睛的效果。

　　近年研究更發現，香辛植物富含的植化素、是天然的強效抗氧化
劑；不管是西式料理常用的肉桂、迷迭香、巴西里、奧瑞岡、茴香、
羅勒，或是中式料理必備的洋蔥、大蒜、青蔥、薑、薑黃，除能幫助
身體抗氧化及抗發炎，有些還具抗病毒的藥用療效。

蕈　菇

　　蕈菇並非植物，而是真菌界生物，可食用的蕈菇富含多醣體、微量元素、及抗氧化物質，具預防慢性疾病效果，也因此成為歐美健康人士追逐的超級食物。

　　許多研究都發現蕈菇多醣體能啟動身體的免疫系統，增強自然殺手等免疫細胞的作用（41）。此外蕈菇中的硒（Selenium）和麥角硫因（Ergothioneine），也有證據能對抗癌症（42）。

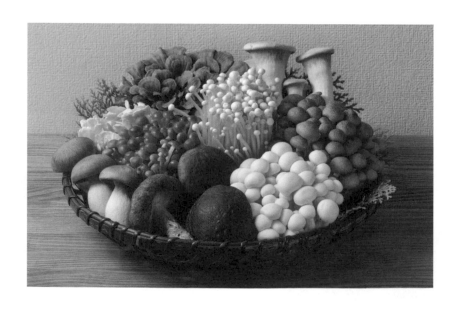

　　　　　　　　　　　　　　　　　　　　　　　　超級食物飲食革命

水　果

　　比起蔬菜，許多人更愛水果，這和水果吃起來比較甜可能有關：原來水果的碳水化合物是以單糖和雙糖等能很快被身體轉換吸收的糖為主，而蔬菜的碳水化合物通常以較複雜的寡醣或多醣形式存在（得靠腸道微生物才能分解吸收）。

　　事實上，水果並不是只有果糖，同時還含有蔗糖（屬於雙糖，可以很快被水解後轉成一個果糖和一個葡萄糖）和葡萄糖（屬於單糖，可直接被吸收），而人類對可被直接吸收的糖確實有演化上的偏好（所以才容易對糖上癮），因此一般人會比較喜歡吃水果（勝過蔬菜）。

　　了解水果和蔬菜的基本不同後，就能理解為何水果的升糖指數一般來說會比蔬菜高。但是，如同我們在本書再三強調的觀念，選擇食物時，除了食物本身的升糖指數和升糖負荷值（我們接下來會仔細說明），我們更得考慮食物整體的營養價值、烹調方式，以及同時搭配進食的食物。

　　在這個前提下，只要食用的「種類」、「份量」和「時間」適當，所有蔬菜和水果都是超級食物，因為除了水分含量高，水果還富含多酚和維生素（都是天然抗氧化物質）及纖維。在此要鼓勵大家購買有機或無毒耕種的水果，才能連皮吃，增加水果提供的纖維素和完整營養。

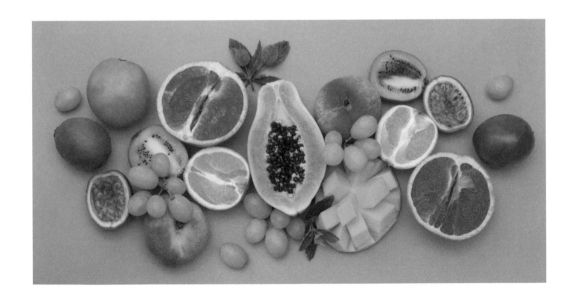

富含澱粉的
植物

　　植物將太陽光能轉換成碳水化合物的澱粉形式儲存起來。當動物
食用富含澱粉的植物後，澱粉能被體內的酵素快速分解成葡萄糖，供
應身體熱量所需，因此富含澱粉的植物經常被作為主食。

　　然而當全球肥胖問題和越來越嚴重，糖尿病人口不斷增加，許多
人開始怪罪含澱粉植物，低碳飲食（食用低碳水化合物含量的食物）
也成了減重或養生的流行飲食法之一。

從卡路里、GI 值、GL 值彼此的
關係幫澱粉植物平反

讓我說明和食物能量及血糖有關的幾個觀念和計量單位：卡路里（calorie）、升糖指數（Glycemic Index，簡稱 GI 值）與升糖負荷（Glycemic Load，簡稱 GL 值）。卡路里反映食物的能量含量，GI 和 GL 反映了食物和血糖的關係。

卡路里是能量單位，可用來計算身體攝取及消耗的能量，也能用來反映食物的能量含量。例如 100 克的蘋果含有 52 卡，就表示這 100 克蘋果含有 52 卡的能量。值得說明的是，營養表的卡路里含量顯示的是食物本身含的能量，而不是每個人的身體實際上獲得的能量。例如分解 100 克富含纖維素的食物（如芹菜）也會消耗能量，因此最後身體實際獲得的卡路里會比分解 100 克的空卡食物（如泡麵）少。還有，由於每個人體內的分解酶含量不同，腸道微生物菌群不同，每個人能從食物中攝取能量的能力也不一樣。

GI 值顯示食物增高血糖的「速度」，GL 值說明食物增高血糖的「總量」。更仔細一點說明，GI 值是把攝取食物 50 克後 2 小時內血糖增加值，和攝取純葡萄糖 50 公克後 2 小時內的血糖增加值相比計算而得的數值，因此葡萄糖是基準值，也就是 GI 值 =100。GI 值超過 70 被視為高 GI 值食物，低於 55 則為低 GI 值食物。

升糖負荷（也就是 GL 值）則是進一步考慮食物碳水化合物的實際「含量」，加權 GI 值計算而得。GL 值超過 20 屬於高 GL 食物，低於 10 則是低 GL 食物。

例如西瓜 GI 值為 72，照理說是高 GI 值食物，但西瓜大部分都是水份，含糖量其實不高（約 5%），因此西瓜的 GL 值其實並不高（100 克西瓜的 G L 值是 5 x 72/100=3.6）。相較之下，GI 值為 76 的甜甜圈，看起來和西瓜的 GI 值差不多，但 100 克的 GL 值卻高達 17，遠超過西瓜的 4 倍！若甜甜圈再撒上糖霜和巧克力，升糖負荷更是破表。

　　特別要提醒的是，GI 值和 GL 值並非固定不變，食物的烹飪方式和同時吃下肚的食物，都會改變 GI 值和 GL 值。例如水煮蕃薯的 GI 值是 46，烘烤蕃薯 GI 值則高達 94（現在知道為什麼烤蕃薯吃起來比較甜了）；類似的情況，水煮蕃薯的 GL 值是 11，烘烤蕃薯 GL 值就高達 42。就連水煮時間都會影響 GI 值：蕃薯的 GI 值是 46，是水煮 30 分鐘的結果，若只水煮 8 分鐘，GI 值就又成為 61 了。

　　此外，由於我們們進食時，通常會搭配其他食物，也會對整體的血糖有很大影響。例如馬鈴薯連皮一起吃，或是搭配羽衣甘藍沙拉一起進食，血糖就不會像只吃馬鈴薯泥般快速飆升。所以食物對健康有益或有害，絕對無法只看卡路里或 GI 值及 GL 值，而是必須考慮食物整體的營養價值、烹調方式，以及搭配進食的食物。當我們以這樣的觀點來看營養密度高但傳統分類屬於高澱粉植物的豆科、根莖類植物和穀物時，就有完全不同的體認了。

超級食物飲食革命

近年來有些專家宣稱豆類和穀類中的凝集素（lectin）是引起腸漏現象和自體免疫問題的兇手。讓我們稍微解釋一下這個議題。凝集素是一大類蛋白質家族的統稱，它們會跟碳水化合物結合，保護種子不被動物的消化系統分解（所以種子才能在被動物吃下肚後被完整排出體外，再進行後續繁衍）。所有植物的種子都有凝集素，只是豆類和穀類含量較高。其實在真實世界，絕大多數的人很少吃到大量的活性凝集素，原因是凝集素會在烹煮過程中失去活性，我們只要簡單透過煮沸或燉煮的烹調方式，就可以解決掉凝集素。絕大多數的凝集素是水溶性物質，並且存在植物表面，所以泡水也可以除去凝集素。

豆 科 、 根 莖 類 植 物

　　四季豆、豌豆、大豆（黃豆、黑豆、毛豆）和豇豆屬的紅豆與綠豆，以及鷹嘴豆等豆科植物，是豐富又優質的植物性蛋白質來源，而且這些食物還含有所謂的抗性澱粉（resistant starch），是腸道益菌愛吃的食物。抗性澱粉是一種無法被消化酶直接轉化成葡萄糖的澱粉，原來這種澱粉經過煮熟又冷卻的過程，化學結構會產生變化，得靠結腸微生物的發酵作用才能被分解利用。因為微生物發酵過程會產生氣體，所以吃這類食物後，也比較容易排氣（腸道菌大快朵頤的結果）。包括馬鈴薯、蕃薯、豆薯、南瓜、胡蘿蔔的根莖類植物都含有抗性澱粉，加上它們的高營養價值，都是值得常吃的健康食物。

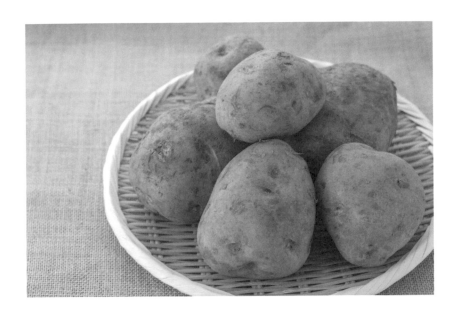

馬鈴薯

　　馬鈴薯近年的形象整個大翻轉，從減重人士避之唯恐不及的澱粉食物，搖身變成健身人士趨之若鶩的減重食物。原來馬鈴薯同樣富含抗性澱粉，正是腸道微生物愛吃的食物，而微生物經由發酵作用分解抗性澱粉後產生的短鏈有機脂肪酸等代謝物質，又能維護腸道健康並對抗體內發炎。

　　不過要提醒大家，未成熟的綠色馬鈴薯、或已發芽、或受傷的馬鈴薯有較高的生物鹼，若不慎食用可能造成腹瀉或中毒，因此在挑選和保存上要特別留意。

蕃 薯

蕃薯是全方位食物，富含膳食纖維與多種維生素，若烹飪方式正確，還能幫助控制血糖。還記得烹飪方式和同時攝取的食物會改變食物的 GI 值和 GL 值嗎？水煮蕃薯和烘烤蕃薯相比，蕃薯水煮 30 分鐘後的 GI 值是烘烤蕃薯的一半不到，GL 值更是只有四分之一。因此要控制血糖，請避免吃烤地瓜，而改吃水煮 30 分鐘以上的地瓜，並且記得放涼後再吃效果更好。

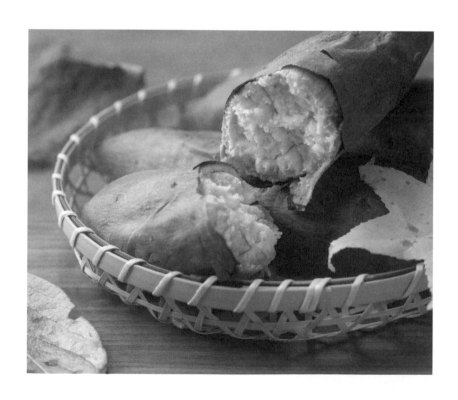

超級食物飲食革命

豆薯

　　豆薯是另一種熱量低又富含膳食纖維和維生素的超級食物，是少數能生吃也能熟食的根莖食物，食用部位是它的地下塊莖，因此有個「薯」字，但其實它屬於豆科植物，和番薯或馬鈴薯並無親戚關係。

　　100 克的豆薯有 90% 是水份，更有高達 20.2 微克的維生素 C（可提供每日建議攝取量 34%），難怪吃起來類似蔬菜版的水梨，十分爽脆甘甜！此外豆薯屬於低 GI 食物（GI 值為 15），並且還含有 4.9 克的膳食纖維。

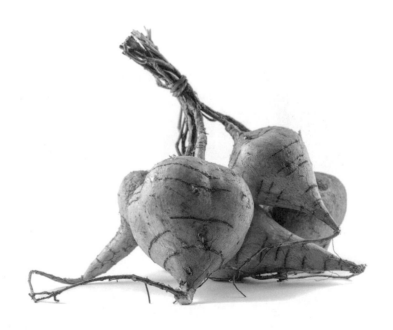

南 瓜

　　南瓜漂亮的橘黃色來自類胡蘿蔔素，除了天然維生素 A 含量驚人（不同品種南瓜可提供每日建議攝取量的 100~300% 不等），還富含葉黃素、隱黃質等植化素，是數一數二的顧眼和抗氧化食物。南瓜還有豐富的維生素 C 和均衡的維生素 B 群，更提供滿滿的礦物質營養（包括銅、鐵、鋅、硫）。微量元素鋅對維護前列腺（攝護腺）健康很重要，由於南瓜籽富含鋅，烹調時建議盡量保留，享受全食物的健康好處。

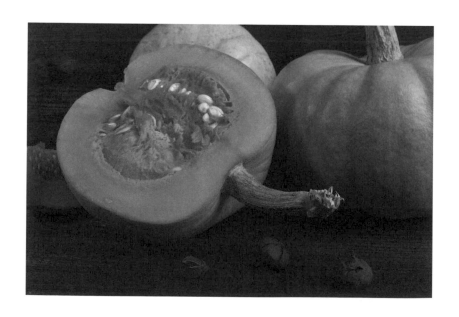

超級食物飲食革命

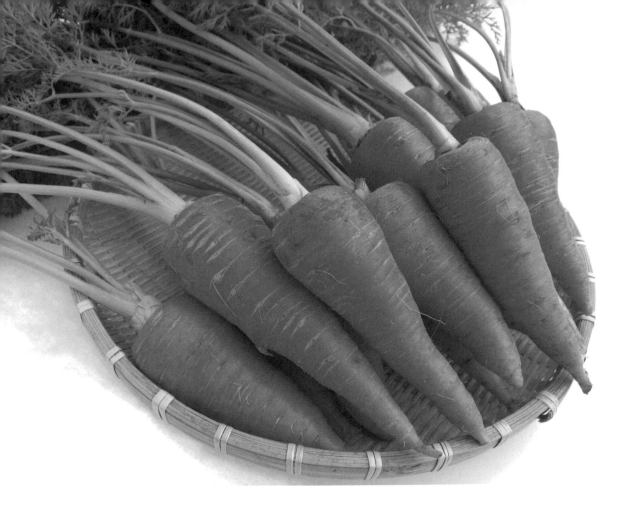

胡 蘿 蔔

　　談到類胡蘿蔔素，就不能不推薦胡蘿蔔，美國農業部資料庫的前
10 大富含 β - 胡蘿蔔素的食物，第一名就是胡蘿蔔——每 100 克胡
蘿蔔有高達 8285 微克的 β - 胡蘿蔔素，在體內會被轉換成對維護夜
間視力和粘膜健康很重要的維生素 A。此外胡蘿蔔還富含天然抗氧化
劑葉黃素（另一種類胡蘿蔔素），除具有調節免疫系統及抑制發炎的
功能外，還能過濾掉藍光，因此可以保護視網膜、預防白內障和黃斑
部病變。

全 穀 和 類 穀 物

近年來許多人因為擔心乳糜瀉（celiac disease 或 coeliac disease）和麩質敏感症（gluten sensitivity），對所有穀物都一律封殺。

讓我們稍微說明一下這個問題。麩質是一大類的蛋白質家族的統稱，中文名稱包括小麥麩質、麵筋、小麥蛋白等，存在於小麥（wheat）、斯佩爾特小麥（spelt）、黑麥（rye）、大麥（barley）等麥類植物，以及前述植物的混種。臨床估計可能有 10% 人口對麩質過敏，因此在食用含麩質食物後會出現腸胃症狀（腹脹、腹痛、腹瀉或便秘）或其他過敏症狀。另外全球大約有 1% 的人口（亞洲約為 0.6%）更患有和麩質過敏有關的自體免疫疾病——乳糜瀉。乳糜瀉患者的免疫系統會激烈攻擊麩質分子，因此造成小腸不斷發炎而受損（絨毛萎縮變平），導致營養吸收不良。乳糜瀉患者的血液會存在自體免疫抗體，但一般麩質過敏症的人並不會有這類抗體。

罹患乳糜瀉的病患必須完全避免麩質食物，所以還是可以吃不含麩質的穀物，例如藜麥、小米、糙米等。但要注意的是，許多穀物工廠會用同一條生產線處理不同穀物，因此穀物雖然本身不含麩質，卻可能因為生產線同時用來處理小麥或其他含麩質穀物，而產生麩質污染。

燕 麥

　　我們最愛的第一名穀物是燕麥。燕麥含有一種叫做 β - 葡聚醣的寡醣，能降低壞膽固醇並降低心血管疾病與中風的風險。燕麥除了能降低血壓和膽固醇，也有助於控制血糖。燕麥雖然和小麥一樣是禾本科植物，但是並非「麥」家族的成員，因此理論上屬於無麩質穀物，不過得留意生產工廠可能因共用產線或在包裝運送過程產生麩質污染。此外，少數乳糜瀉可能對燕麥中的燕麥蛋白（avenin）出現過敏反應，就仍需避免食用。

　　市面上有很多種燕麥品牌和選項，我們唯一不推薦的，是即食燕麥片（instant oats），這類燕麥片加工程度高，造成許多營養素的流失，而且通常還另外加糖，簡直是把超級食物直接變成垃圾食物。

　　整顆燕麥粒不容易買到，但加工程度最少。燕麥粒若經過單純刀切，就叫做愛爾蘭燕麥（又稱鋼切燕麥），若是經石磨碾碎取粒，就成了蘇格蘭燕麥。這類燕麥需要較長時間熬煮，但香氣和口感都滿分，會有類似糙米粥的質感，是很好的顧胃食物。燕麥粒若再稍微加工輾壓，就是所謂的 rolled oats，也稱為傳統燕麥片（old fashion oats），烹煮時間就可縮短，也是沒時間顧爐火時的不錯選擇。

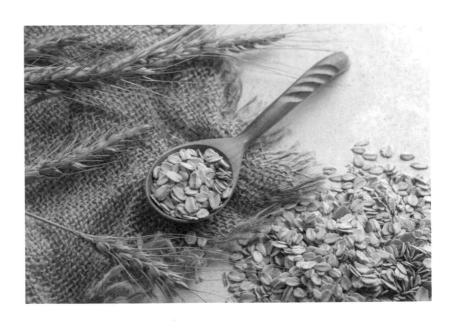

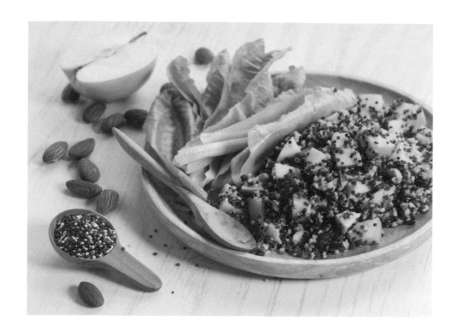

藜 麥

　　藜麥是傳統印加文明的主食，被當地人稱為穀物之母，是少數的完整蛋白質植物，也就是同時含有 9 種人體的必須胺基酸，是極佳的蛋白質來源，甚至媲美全脂奶粉。除了無麩質以外，藜麥內含的蛋白質量也不低，每 100 克煮熟的藜麥含有超過 4.4 克蛋白質！此外，藜麥更屬於高纖穀物，每 100 克藜麥有將近 3 克的膳食纖維。這種低熱量的穀物還富含礦物質和維生素 B 群，例如藜麥的鐵含量是所有穀物中最高的，可提供每日建議攝取量的 11%。

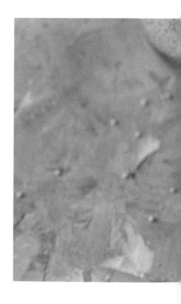

小 米

小米是另一種被許多人低估的超級食物。這種又名「栗」的穀物，是台灣原住民傳統主食。小米穀粒的加工度不高，因此保留更多穀物的營養。小米除了富含纖維素、維生素、礦物質（小米中的鈣質是所有穀物中含量最高的），更能提供植物蛋白質，除了離胺酸含量較低外，小米同時擁有其他 8 種的人體必需胺基酸。

稻 米

最後讓我們們看看台灣人的傳統主食稻米吧。不管是傳統的白色糙米，或是新品種的黑糙米（含有花青素），都留有麩皮、胚芽與胚乳等部分，因此保存稻米的纖維、維生素（如菸鹼酸）、礦物質，是遠比白米更好的穀物選擇。

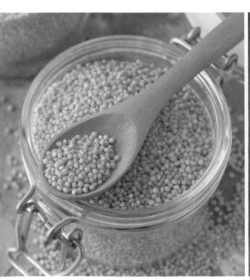
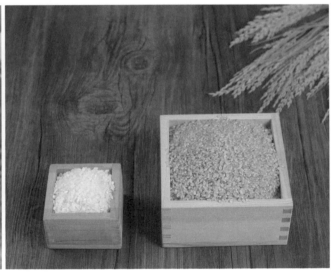

富含油脂的
植物

　　過去幾十年來，油脂被過度妖魔化了。事實上，人體細胞膜的主要成份就是脂質，地球的生物（包括植物和動物）也利用脂肪／油儲存能量。脂質是維護生命正常運作不可或缺的重要物質。

脂肪的（複雜）真相

脂質（lipids）是一大類不溶於水的化合物，我們常聽到的脂肪、蠟、膽固醇，都是脂質家族的成員。在脂質家族當中，最有名的應該是通常稱為油脂的三酸甘油酯（由一個甘油分子和三個脂肪酸分子組成的酯類有機化合物，也稱為甘油三酸酯）。飽和脂肪酸形成的三酸甘油酯在常溫下為固體（如牛油、豬油），稱為脂肪（fat）。大部分植物富含的油脂是不飽和脂肪酸（如橄欖油），在常溫下通常為液體，就稱為油（oil）。少數的熱帶植物油，如椰子油和棕櫚仁油或棕櫚油，由於富含飽和脂肪酸為主的油脂，在室溫下通常呈半固體狀。

飽和脂肪酸和不飽和脂肪酸

飽和脂肪酸（Saturated Fatty Acid）是指脂肪酸上面的碳鏈都以單鍵方式接滿了氫原子，不飽和脂肪酸則是碳鏈間有雙鍵連結，還有機會接上氫原子。不飽和脂肪酸可再細分為單元不飽和脂肪酸（Mono-Unsaturated Fatty Acid，簡稱 MUFA，也就是只有一個雙鍵）與多元不飽和脂肪酸（Poly-Unsaturated Fatty Acid，簡稱 PUFA，也就是有多於一個以上的雙鍵存在）。

目前科學界與營養學專家基本共識是，以植物為主的油脂會比動物油脂好，這是因為動物性食物的油脂含有較高的飽和脂肪酸，可能增加心血管疾病風險。一般來說，紅肉脂肪的飽和脂肪酸含量最高，超過 40%，雞鴨等禽類動物的脂肪則有 30% 是飽和脂肪酸，魚類是 20% 左右。相較之下，高油脂植物則 80~95% 的油脂是單元與多元不飽和脂肪酸。

西班牙的研究團隊曾針對飽和脂肪酸和非飽和脂肪酸對具有心血管疾病（cardiovascular disease，簡稱 CVD）風險族群之健康影響進行研究，針對 7038 名研究參與者，進行長達 6 年的追蹤，並在 2015 年發表他們的研究結果：不意外的，單元與多元不飽和脂肪酸攝食量（也就是 MUFA 和 PUFA）和較低的心血管疾病風險有正相關（簡單地說，就是攝食較多不飽和脂肪酸的人，罹患心血管疾病的人較

少），相反的，飽和脂肪酸和反式脂肪酸的攝食量和罹患心血管疾病有正相關（也就是吃越多飽和脂肪酸和反式脂肪酸的人，罹患心血管疾病的人較多）（43）。

增加心血管疾病風險的反式脂肪

我們在前面有簡單介紹過飽和脂肪酸和不飽和脂肪酸，但會增加心血管疾病風險的反式脂肪酸又是甚麼呢？原來食品業經常會以人工方式硬把不飽和脂肪酸的雙鍵打開，插入氫原子，這個過程叫做氫化，可以把液體油變成半固態或固態脂肪，方便保存運送，還可以改變熔點（便於高溫油炸烹調），而經過氫化處理產生的脂肪酸就是反式脂肪酸（trans fat）。有關食用人工反式脂肪酸會增加心血管疾病風險的證據非常明確，因此美國食品衛生管理局（FDA）在 2015 年立法禁止食品中使用人工反式脂肪酸，要求所有食品業者在三年內（2018 年 6 月 18 日前）完全停止使用。

複雜的飽和脂肪酸

關於攝取飽和脂肪酸是否會增加心血管疾病風險的問題，是目前科學界正在努力釐清的議題。早期研究大多顯示兩者（飽和脂肪和心血管疾病）具有強烈關聯性，也因此造就了人工奶油和高度加工植物油的出現與流行（這些油都具有對身體更有害的反式脂肪），此外許多想避開飽和脂肪的人乾脆改吃高度加工的精製碳水化合物。但多年下來，越來越多的證據卻發現，人工奶油或是高度加工植物油，或是表面上不含飽和脂肪酸的精製碳水化合物，這些食物對身體的傷害遠比飽和脂肪酸嚴重。

此外，近年幾項大型研究也並未發現攝取飽和脂肪酸和心血管疾病風險增加的關係。例如 2010 年發表在美國臨床營養學期刊（American Journal of Clinical Nutrition, AJCN）的一篇重要文章，是由美國哈佛和美國國家衛生研究院（NIH）團隊針對飽和脂肪酸和冠狀動脈心臟病、中風、心血管疾病的關聯性進行的分析研究。研究人員檢視了 21 項研究計畫、涵蓋近 35 萬人從 5-23 年不等的追蹤資料，

獲得的結論是攝取飽和脂肪酸和冠狀動脈心臟病或心血管疾病並沒有顯著的相關性（44）。另一方面，加拿大的研究團隊在 2015 年發表的一篇研究結果也有類似結論，亦即飽和脂肪酸攝取量和冠狀動脈心臟病風險本身並無顯著的關聯性（45）。

一個更值得注意的事實是，前述美國哈佛團隊或加拿大研究團隊都發現，若為了避免攝取飽和脂肪，而將飲食中的飽和脂肪替換為精製碳水化合物或反式脂肪，反而會加劇胰島素阻抗和肥胖症相關的動脈粥樣硬化血脂異常，或是增加心肌梗塞風險（46）。

目前科學家們仍在努力設計更好的研究方法，試著解開飽和脂肪酸是好還是壞的謎題，也體認到答案很可能不是簡單的是或非。由於大部分有關飽和脂肪酸和心血管疾病關聯性的研究都是所謂的觀察性研究，無法用來證明吃某類食物會造成某些疾病的因果關係，只能說明它們之間具有某種關聯性。再加上，若是受試者不吃飽和脂肪但改吃人工奶油，或改吃所謂不含脂肪的精製碳水化合物，由於人工奶油含有對身體傷害更大的反式脂肪，而精製碳水化合物除了在人體內同樣會以三酸甘油酯的脂肪形式存起來備用，還會增加發炎現象，在這些因素的干擾下，兩類受試者群體（攝食飽和脂肪酸者和攝食不健康替代品者）之間的心血管疾病風險就可能就不會出現統計上的差異。事實上，前述加拿大研究團隊的確觀察到攝取飽和脂肪酸和冠狀動脈心臟病死亡率有正相關的趨勢。這也是為何科學界和營養師還是會呼籲大家少吃紅肉（以飽和脂肪酸為主）的原因。

或許對腸道生態系健全的人來說，適量攝取飽和脂肪本身並不會造成心血管和其他健康問題，但對本身屬於肥胖及心血管疾病的高風險族群，或是愛吃精製碳水化合物和加工食品的人而言，飽和脂肪酸特別就容易造成嚴重傷害？考慮每個人的腸道微生物菌相的差異性，答案很可能比我們原先想像的更為複雜。

短鏈、中鏈與長鏈飽和脂肪酸

另一個值得提醒的議題是，有些植物富含的油脂（例如椰子）雖以飽和脂肪酸為主，卻是屬於碳鏈較短的中鏈飽和脂肪酸（動物飽

和脂肪酸的碳鏈多為長鏈），因此對膽固醇的作用與健康影響和動物性飽和脂肪大不相同。事實上，2019 年發表在《國際心臟病學期刊》（International Journal of Cardiology）的一項研究就觀察到不同飽和脂肪的類型和罹患心臟病風險的差異相當大。這項由荷蘭團隊針對英國和丹麥 75000 名參與者攝取的飽和脂肪酸種類與心肌梗塞發生次數關聯性的大型追蹤研究，追蹤丹麥參與者長達 13 年，追蹤英國參與者長達 18 年，發現攝取較高碳鏈的飽和脂肪酸（16 個碳的棕櫚酸和 18 個碳的硬脂酸）的人，發生心肌梗塞的機率較高；反之，攝取較低碳鏈（14 個碳的肉豆蔻酸或碳鏈更少的短鏈脂肪酸）飽和脂肪酸的人，發生心肌梗塞的機率較低。由於較高碳鏈飽和脂肪酸的食物來源以肉品為主，而較低碳鏈飽和脂肪酸的食物來源以植物性蛋白質和乳製品為主，因此研究結果也可被解讀為肉品的飽和脂肪酸可能和增加心血管疾病風險有關，而植物與乳製品的飽和脂肪酸反而有保護作用（47）。

膽固醇

既然談到飽和脂肪和心血管疾病風險的問題，就不得不介紹另一個脂質家族成員：膽固醇。長久以來，膽固醇更常被點名是造成心血管疾病的直接兇手。但事實上，膽固醇對我們的生存非常重要：膽固醇是細胞膜的重要建材，是人體合成重要賀爾蒙、膽汁和維生素 D 不可或缺的材料。由於膽固醇太重要了，所以人體會自行製造所需的膽固醇，無須從食物中另外攝取。

這麼重要的營養素，為何會對心臟和心血管造成傷害呢？過去的膽固醇理論認為，當血液中的膽固醇過多時，就可能在血管壁上堆積造成堵塞，也就是動脈粥樣硬化。但弔詭的是，美國多項研究顯示將近一半以上的心臟病患者膽固醇根本沒有超標，而瑞典研究團隊一項涵蓋將近 7 萬名研究參與者的研究分析也發現，對於大部分 60 歲以上的參與者，血液中的膽固醇水平和死亡率反而是負相關（48）。

近年來多個研究團隊也提出了新理論，認為體內的發炎現象，以及繼而誘發的免疫反應，很可能才是造成心血管疾病的主因（49）。

不良的飲食內容，例如高熱量的空卡食物和高度加工動物肉品，都會讓血糖和甘油三酸酯的濃度升高，導致體內的發炎標記物飆高。所以造成心血管疾病的真正兇手很可能不是膽固醇，而是洋芋片和漢堡啊！

多吃 omega-3，少吃 omega-6 不飽和脂肪酸

另一方面，讓我們也談一下目前很熱門的 omega-3 與 omega-6 不飽和脂肪酸。對我們生存很重要的脂肪酸當中，有兩種是身體無法自行製造（稱為必需脂肪酸），分別是 omega-6 家族的亞麻油酸（Linolenic acid, 簡稱 LA）和 omega-3 家族的次亞麻油酸（alpha-Linolenic acid, 簡稱 ALA），必須靠食物攝取。這兩種脂肪酸家族會進一步產生多種不飽和脂肪酸，分別對身體的凝血和免疫反應等功能有特定作用。

由於兩種脂肪酸會需要使用到同一種酶進行後續脂肪酸的製造，因此會出現資源搶奪和彼此排擠的結果。例如當 omega-6 家族搶到比較多的酶時，就會順利進行後續的轉化，製造出具有促進發炎、增進細胞分裂、抑制免疫反應的花生四烯酸（Arachidonic acid，簡稱 AA）；而搶不到酶的 omega-3 家族，所能製造的二十碳五烯酸（Eicosapentaenoic acid, 簡稱 EPA）和二十二碳六烯酸（Docosahexaenoic acid, 簡稱 DHA）就會比較少。我們知道 DPA 是強大的抗發炎物質，作用跟 omega-6 家族的花生四烯酸剛好相反，除了抗發炎的效果，還能抑制細胞分裂並增強免疫反應。

因此當人類飲食內容，從 100-150 年前攝取 omega-6 和 omega-3 的比例約為 1:1，變成今天的攝取比例可能是 10:1 或者更高，也可能和現代人身體容易發炎以及罹患免疫疾病有關。值得注意的是，吸菸和慢性疾病（如糖尿病、代謝症候群、高血壓與高血脂）都會降低 omega-3 在體內轉換成 EPA 和 DPA 的效率，因此建議飲食中應該減少 omega-6 攝取量，多吃 omega-3 比例較高的食物，來幫助增加體內的 EPA 和 DPA。

高密度與低密度脂蛋白

　　介紹了各種油脂後，讓我們看看被我們吃下肚子的油脂，會發生甚麼事。基本上，我們從食物中攝取的油脂會在消化道經由膽汁和脂肪酶的作用被分解成甘油和脂肪酸。但由於脂肪不溶於水，因此需要與血液中的蛋白質先結合、形成脂蛋白，才能被血液運送到各地。例如小腸吸收三酸甘油脂後，是透過乳糜微粒這種脂蛋白送到細胞使用（或是沒用完再送到脂肪細胞及肝臟中存起來）。

　　另一方面，肝臟會透過極低密度脂蛋白（very low density lipoproteins，簡稱 VLDL）將三酸甘油酯送到體內組織。當 VLDL 脂肪運輸車沿途卸貨後，三酸甘油酯含量降低，就轉成中低密度脂蛋白（intermediate- density lipoproteins，簡稱 IDL）或低密度脂蛋白（low density lipoproteins，簡稱 LDL）；另一方面，負責將肝臟生成的膽固醇送到體內各處的運輸工具就是 LDL。還有一種血漿脂蛋白叫做高密度脂蛋白（high density lipoproteins，簡稱 HDL），它們能逆向將血液中的膽固醇運回肝臟分解後排出體外。前面提到過膽固醇和 LDL 過量很可能是反映了體內的發炎現象，未必是造成身體傷害的真正兇手（車禍現場會看到很多醫護人員急救傷者，但這些醫護人員卻不是造成車禍的罪魁禍首）。因此與其害怕膽固醇，更重要的是避免高熱量的空卡食物，因為許多研究都已證實，攝取富含好油脂的植物（如橄欖、酪梨、椰子等果實，以及堅果和種子），特別是直接食用保存膳食纖維、抗氧化物質和各種營養素的原型食物，對健康（包括體重控制）有正面的保護作用。

堅 果

富含蛋白質、健康油脂和纖維的堅果，能增加飽足感，還可以減緩胃排空的時間，有助於控制食慾，是嘴饞時非常好的零嘴（但別吃過量就是了）。2016 年美國一項超過 5000 人的大型研究計畫發現堅果能幫助降低身體的發炎情況，是很好的天然抗氧化劑來源（50）。

對於哪些堅果究竟比較好，科學界其實尚無定論，因此不管是榛果、腰果或夏威夷豆，還是松子、甜杏仁、核桃或胡桃，都是很棒的選擇。但基於有機堅果的取得方便性，我們最常吃的三種堅果分別是扁桃仁（也就是西方甜杏仁）、核桃、胡桃。

扁桃仁／西方甜杏仁（Almond）

　　真正中文名稱應該叫做扁桃仁的西方甜杏仁，富含維生素 E、鎂、鉀、生物類黃酮，以及有助控制血糖的單元不飽和脂肪酸 Omega-9（橄欖油含量最多的單元不飽和脂肪酸就是 Omega-9，油酸 oleic acid），能保護心血管和降低糖尿病風險。事實上，美國賓州州立大學研究團隊在 2015 年一項針對甜杏仁健康益處的研究結論中就提出建議，一般健康成年人只要把吃高糖零食的習慣換成每天攝取 1.5 盎司（42.5 公克）的甜杏仁堅果，就能有效避免心血管和代謝疾病（51）。

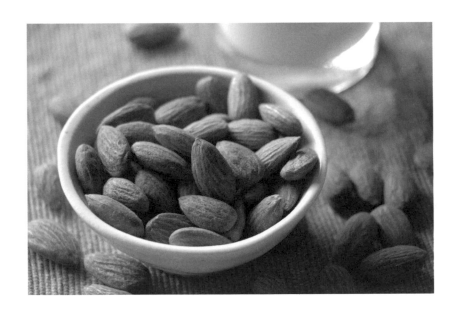

核 桃 （Walnut）

　　核桃是所有堅果中 Omega-3 脂肪酸含量最高的，被視為是保護大腦的超級食物。許多研究都發現長期攝取核桃（每天 25-50 公克）可以改善認知功能，能降低許多慢性疾病的風險，包括心血管疾病、憂鬱症、第二型糖尿病，甚至失智症。2020年紐約的研究團隊針對核桃的健康效益發表了一篇綜合評論，就指出核桃的抗氧化和抗發炎的加成效果很可能是幫助大腦認知功能和維護健康的關鍵（52）。

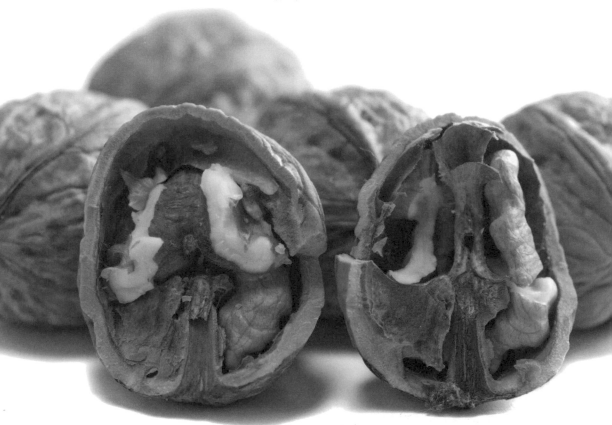

胡桃（Pecan）

　　和核桃類似，胡桃（pecan）是另外一種富含脂質和纖維的堅果。雖然 100 克的胡桃有高達 70 克左右是脂肪（可能讓一般人被嚇到），但胡桃大部分的脂肪是好油，其中 41 克是單元不飽和脂肪酸 Omega-9 為主，另外 22 克是多元不飽和脂肪酸，實際的飽和脂肪含量只有 6 克。此外胡桃富含蛋白質（高達 10.9 克）和纖維（高達 10 克），並且很特別地，含有和綠茶一樣的多酚物質 ECGC（動物實驗發現有抗癌效果）。越來越多的研究證據顯示胡桃富含的生物活性物質或可降低體內的發炎情況，並且有助於減低心血管疾病和代謝疾病風險（53）。

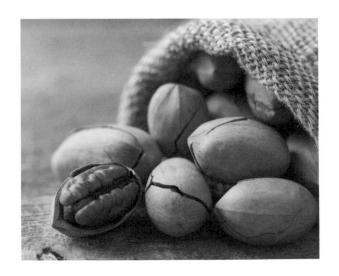

種 子

　　除了堅果外，種子同樣是很棒的不飽和脂肪酸來源，並且富含纖維，例如含有 Omega-3 脂肪酸的奇亞籽和亞麻仁籽，富含礦物質（尤其是鈣質）的芝麻、富含鋅的南瓜籽等，都是適合加入健康飲食計畫的超級食物。有些人會擔心種子的植酸會影響礦物質的吸收，例如最著名的就是會和鈣質結合影響吸收的草酸和草酸鹽。但研究顯示，要去除這些物質其實不難：食用前浸泡，或讓種子發芽，或是利用烘烤或熱炒方式，都能大幅降低種子中的植酸和草酸。我們在此會特別介紹目前較容易買到的奇亞籽、亞麻仁籽，以及芝麻。

奇亞籽 (Chia Seed)

　　奇亞籽是原生於南美洲的鼠尾草種子，因為富含 Omega-3 而爆紅。奇亞籽中的 Omega-3 與 Omega-6 比例接近 3:1，100 克的奇亞籽含有將近 18 克的 Omega-3 家族的次亞麻油酸（ALA），而 Omega-6 家族亞麻油酸（LA）則不到 6 克。但除了好油脂之外，奇亞籽還富含鈣質和鐵質，而其中的蛋白質更涵蓋所有必須胺基酸種類，而且有超過 1/3 的重量其實是膳食纖維，能幫助有益健康的腸道微生物菌如乳酸菌生長。

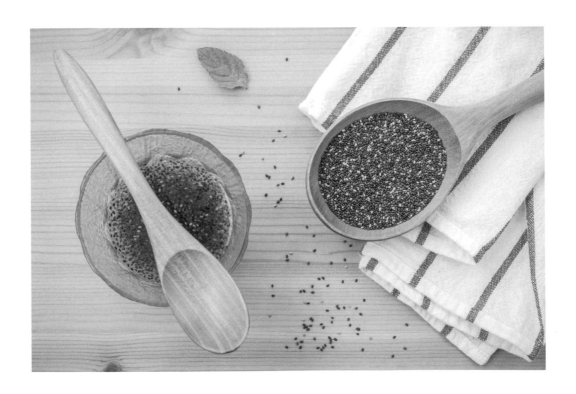

亞麻仁籽 （Flax Seed）

　　亞麻仁籽是另一種值得推薦的好食物。亞麻仁籽和奇亞籽一樣，富含蛋白質和 Omega-3 和礦物質，亞麻仁籽的 Omega-3 含量比奇亞籽更高，但奇亞籽的纖維含量勝過亞麻仁籽。

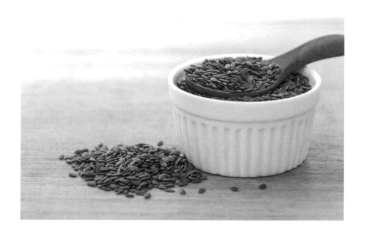

奇亞籽和亞麻仁籽營養比較

	奇亞籽 Chia seeds 1大湯匙／1Tbsp	亞麻籽 Flax seeds 1大湯匙 1Tbsp
卡路里 Calorie	53	57
總酯肪 Total fat	3.3 g	4.5 g
Omega-3 脂肪酸	1.9 g	2.5 g
蛋白質 Protein	1.8 g	2.0 g
碳水化合物 Carbohydrates	4.6 g	3.1 g
纖維 Fiber	3.7 g	2.9 g
鈣 Calsium	68 mg	27 mg
鎂 Magnesium	36 mg	42 mg
硒 Selenium	6 mcg	2.7 mcg
鋅 Zinc	0.5 mg	0.5 mg

資料來源：加拿大營養檔案（Canadian Nutrition File），2015　　　　**1Tbsp＝一大湯匙，約 10.2 克**

芝 麻 （Sesame）

　　富含油脂、蛋白質、維生素、礦物質和纖維的芝麻是人類為食用
種子和取油而最早種植的作物之一。

　　近年研究發現芝麻有非常好的抗發炎作用，很可能和其中富含的
植物固醇有關。植物固醇存在於植物的細胞膜中，對細胞的正常功能
非常重要，可說是植物的類固醇。由於植物固醇的化學結構和類固醇
相似，進入人體後會在消化過程中透過卡位方式排擠膽固醇，因此有
降膽固醇的效果。美國維吉尼亞理工大學暨州立大學的研究團隊曾針
對27種堅果和種子的植物固醇含量進行研究，發現芝麻的含量最高。

　　芝麻中的木酚素（lignan）屬於植物雌激素，是具有抗發炎效果
的活性化合物。芝麻的鈣質含量很高，但會和草酸結合，影響鈣質的
生化可用率。所以建議可食用經過高溫烘培或炒熟方式除掉草酸的全
芝麻，來提高鈣質的吸收率。我們並不建議食用去殼的芝麻，因為雖
然這樣會去除草酸，但也會將大部分的纖維和礦物質一併去掉。

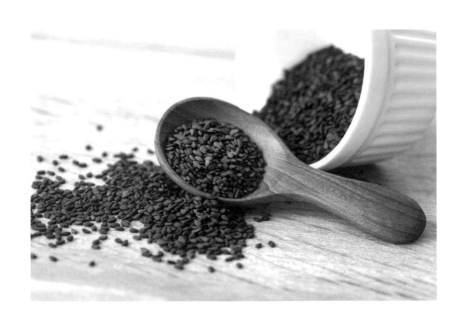

果　實

　　果實是開花植物保護種子的地方（還記得國中生物嗎，果實是花的部分組織衍生的繁殖器官）。為了幫助繁衍，植物的果實絕大多數是多汁又甜美，吸引動物們大快朵頤，並且隨之遷徙。糖分高又多汁的果實就是大家愛吃的水果，在前面章節已經介紹過，以下特別介紹的果實是富含優質油脂的酪梨、椰子和橄欖。

酪　梨 （Avocado）

　　酪梨富含單元不飽和脂肪酸（以 omega-9 為主）、膳食纖維及植化素。酪梨的葉黃素和玉米黃素（都屬於類胡蘿蔔素）含量相當高，研究顯示具有抗發炎及保護視力的效果。

　　事實上，2017 年美國塔芙茲大學的研究團隊進行的一項臨床研究顯示，每日食用一顆酪梨的實驗受試者，六個月後除了血液中的黃斑部色素（也就是葉黃素和玉米黃素）增加了 25%，眼睛的黃斑部色素密度也同時增加，大腦認知功能也變得更好（包括工作記憶和解決問題能力都提升）（54）。此外酪梨富含的植物固醇「β-谷固醇」（beta-sitosterol）除了可以保護心血管並改善良性攝護腺肥大問題外（55），還可能具防癌及抗癌的效果（56）。

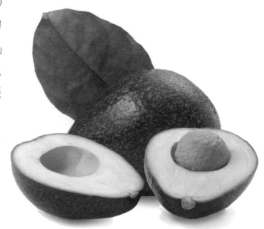

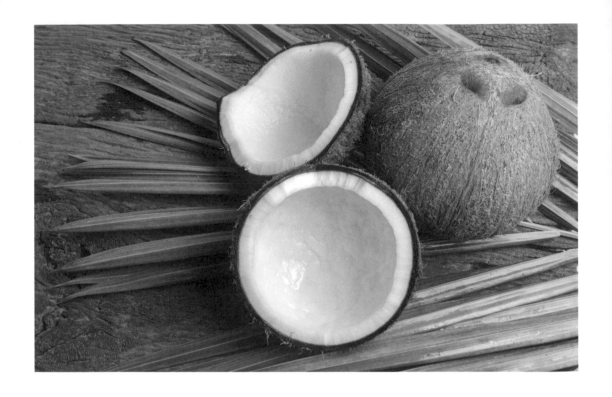

椰 子 （Coconut）

　　在富含油脂的植物當中，椰子是少數以飽和脂肪酸為主的例外。許多人一聽到飽和脂肪就害怕，但其實在均衡飲食的前提下，某些研究顯示植物富含的中低碳鏈飽和脂肪酸對身體還可能有保護作用。

　　近代針對馬紹爾群島、菲律賓群島、新幾內亞等盛產椰子地區的飲食研究發現，雖然前述地區的傳統飲食富含椰肉、椰奶、椰汁等各種椰子產品，攝取油脂也以植物性的飽和脂肪為主，但鮮少有糖尿病和心血管疾病。一直到近代的西方 SAD 飲食和生活習慣入侵後，居民的飲食從大量的新鮮水果、蔬菜及當地魚獲，變成精製碳水化合物、高度加工食品與高糖飲料後，慢性疾病的患病人口才大幅攀升。

　　我們之所以會推薦椰子的原因，是因為它所富含的月桂酸（佔椰子油脂的 50%）在人體內會被轉化成單月桂酸甘油脂，已被證實具有抗菌和抗病毒效果。

橄　欖（Olive）

　　我們這裡推薦的橄欖，是原產在地中海沿岸地區灌木植物的果實，橄欖的油脂含量高達重量的 18%，以 omega-9 的油酸為主，因此最主要是種來榨油。但是全食物的橄欖含有纖維和更多天然營養成分，是值得常吃的天然抗氧化食材和零嘴。

　　例如橄欖的多酚化合物有清除自由基和抗發炎的效果，已被證實能夠保護心血管系統。由於生的橄欖味道苦澀，因此通常需要經過發酵或其他方式處理，以除去苦澀味，選擇時應該盡可能尋找以傳統方法製作（避免化學添加物）和含鈉量低的橄欖。

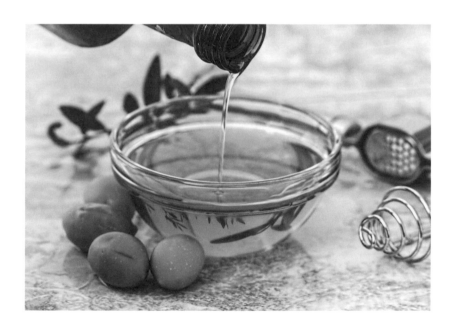

油 品

　　大多數超市販賣的植物油都是所謂的精煉油，也就是會利用石化溶劑進行萃取，再經過一系列脫膠、脫色、脫臭的製程，最後產生的清清如水、無色、無味油品，不過，原本植物富含的天然抗氧化物質也都被去除了。原則上，以物理方式（如冷壓機）萃取的植物油，能保存較多的營養素（包括植物固醇和植物素）及天然抗氧化物質。我們在此特別推薦幾種比較容易買到未精製的冷壓油品，包括橄欖油、苦茶油、酪梨油，讓大家根據料理性質和烹飪方式做最佳選擇。

橄 欖 油 （Olive Oil）

　　橄欖油常被說認為是最健康的油，因為它富含 omega-9 單元不飽和脂肪酸和多酚抗氧化物質，具強大的抗發炎力。若是可能，請盡可能選擇特級初榨橄欖油，也就是 Extra Virgin Olive Oil，英文縮寫是 EVOO。

　　特級初榨橄欖油就是所謂的冷壓油，是利用壓力把橄欖碾成糊狀，然後以螺旋狀的冷壓機進一步榨油（較現代的工廠可能會用離心設備分離油脂、液體和固體）。由於製程中不會使用化學溶劑或加熱，因此能保存最多的抗氧化物質與營養成分。

　　特級初榨橄欖油的發煙點在 190-207°C（374-405°F），而家庭烹調的熱炒溫度通常是 120°C（248°F），油炸溫度則為 160-180°C（320-356°F），烤箱烘烤溫度則是 200°C（約 400°F），因此其實一般料理方式都很適合用，但為了保留橄欖油的多酚和營養成分，仍然不建議高溫加熱過久。

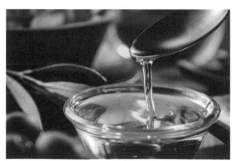

苦茶油 （Camellia Seed Oil）

　　苦茶油被稱為是亞洲的橄欖油，因為它除了和橄欖油一樣富含 omega-9 單元不飽和脂肪酸，而且其他脂肪酸的種類和含量比例都和橄欖油很類似。此外，由於苦茶油的來源是山茶籽（包括一般茶樹，以及大果油茶和小果油茶等油茶樹），因此還含有茶多酚，此外苦茶油的發煙點也比橄欖油高（252℃，486℉）。

酪梨油 （Avocado Oil）

　　酪梨油和橄欖油一樣富含 omega-9，因此也有降低膽固醇並保護心臟的功能。還有如同我們介紹酪梨時提過，酪梨的葉黃素和玉米黃素含量相當高，不僅對眼睛好，它的抗發炎效果還可能對關節炎和乾癬等皮膚病有幫助。和一般植物的油以種籽為主不同，酪梨的油是來自果肉部分，而發煙點也比橄欖油和苦茶油還高（271℃，520℉）。

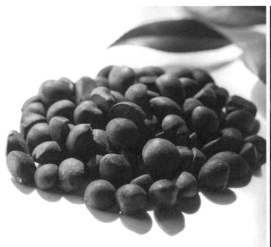
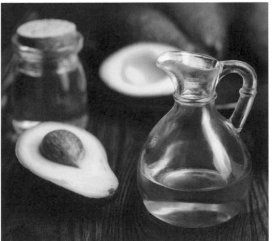

發酵食物

歷史悠久的發酵文化

　　從中東、歐洲到亞洲，優格或酸奶可能早在五千到一萬年前的新石器時代就進入了人類生活，此外人類考古學更發現在一萬三千多年前，以色列已有用酵母釀啤酒的證據。直至今日，全球的食品工業仍在利用發酵生產各種食品，不管是我們從小吃到大的醬油、酒、醋、味噌、泡菜，或是過去十年從西方流行到台灣的酸種麵包、起司、優格、精釀啤酒和康普茶，都是屬於發酵食物。

　　發酵是酵母或細菌等微生物將碳水化合物（例如澱粉和糖）轉化為酒精或酸的自然過程。在冰箱和殺菌技術出現前，發酵是保存食物的古老技術。在發酵過程，微生物會將糖轉化成酒精（這裡指的是化學名稱為乙醇的食用酒精）或酸，這兩種物質都有抑制病原菌並減緩腐敗作用的效果。不同微生物在發酵過程產生的代謝物質不盡相同，因此讓發酵食物出現獨特酸味與風味。這可以解釋為什麼優質發酵食特別強調風土，因為它代表的正是特定產地微生物菌群的獨特性。

發酵食物為何是超級食物？

攝取發酵食物對健康有許多益處，有許多證據顯示這類食物可以改善慢性腸胃問題（包括腸躁症候群 [Irritable Bowel Syndrome]，簡稱 IBS）（57）、幫助血糖代謝（58）、保護心血管系統（59），並活化免疫系統（60）。歸納起來，或可歸功以下兩個主要原因：

1. 發酵可以讓我們更能吸收食物的營養成分

微生物在發酵作用會促進食物分解，並且讓所謂的反營養失去活性，因此我們的身體更容易吸收食物所含的礦物質及其他營養成分。例如有乳糖不耐症狀（lactose intolerance）的人（常見於亞洲），由於體內缺乏乳糖酶，喝牛奶常會出現腹瀉或腹脹現象（牛奶的糖以乳糖為主）。當牛奶經過發酵作用後，乳酸菌會把乳糖轉化成葡萄糖和半乳糖，就容易被我們的身體直接吸收。類似情況也出現在豆類製品，許多豆類富含的反營養凝集素經過發酵後，絕大部分會失去作用。最近研究還顯示，某些微生物能在發酵過程幫助食物釋出生物活性物質（例如酚類），有助提高這些天然抗氧化物質進入體內的生物利用率。

2. 部分發酵菌可合成重要營養素或產生有益代謝物

特定發酵菌種還具有合成微生素 B 群（如葉酸、B 12）或維生素 K 的能力，因此吃對發酵食物，就等於同時在吃天然的綜合維他命。更重要的，研究發現除了維生素，部分乳酸菌在將糖類轉化成酒精和乳酸的過程，還可能產生對身體具保護作用的短鏈脂肪酸。我們曾在第二章說明過，短鏈脂肪酸除了本身可以做為腸道細胞的養分，

有些會透過調節脂肪細胞的基因表現、調降慢性發炎反應，有些會調節肝臟的胰島素受器受質數量、改善胰島素阻抗，還有一些會和細胞膜上的受器結合、活化免疫反應。因此我們透過攝取發酵食的方式，也可以增加體內的短鏈脂肪酸。

攝取發酵食品要注意的事

對一般的健康族群，我們建議可在日常飲食中多多享用不同種類的發酵飲食。然而對免疫系統較弱，或是對生物胺過敏的人，就必須留意發酵食物是否適合自己。以下是幾點提醒：

1. 免疫力受損的族群應避免活菌發酵飲食

對於免疫力低弱的族群，我們建議應該避免攝取大量含有活菌的發酵食物和飲品，原因是當身體的免疫力失去正常功能時，對一般人來說是提供健康的益生菌，對免疫力低弱的人可能就會變成屠城的木馬。

2. 對生物胺過敏（例如組織胺不耐）的人要留意發酵食是否適合

某些微生物菌種在發酵過程會產生生物胺，最常見的生物胺包括常聽到的組織胺（histamine）和酪胺（tyramine，常見於起司）。若是發酵食物含有過多生物胺，有些人可能在攝取後出現頭痛或偏頭痛症狀。因此平常容易對食物產生過敏的人，請留意發酵食是否真的適合您，並且要留心選擇適合自己的食物種類和品牌。

3. 請避免高鹽、高糖，及使用人工添加物的發酵飲食

　　許多號稱顧健康的機能飲食，包括發酵食物，若仔細看成分和營養標示，往往添加了驚人含量的鹽份、糖份，甚至使用人工甜味劑與化學防腐劑。這些不良成分都會牴觸攝取發酵食帶來的健康益處，請盡量避免。

4. 留心發酵食的汙染可能

　　雖然大多數發酵食都是安全的，但少數情況，還是可能在食物發酵、製造、運送過程，受到病原菌汙染。不管是在家自製發酵飲食，或是購買市售的發酵食物，都需要特別留意食物的衛生與安全性。由於許多發酵微生物無法在胃酸環境下存活，堅持活菌食物一定比較好的理論，未必屬實（仍待科學證據做出最後判決），因此我們建議仍可選擇以（低溫）殺菌處理的發酵食物，裡頭雖然沒有活菌，仍然富含值得攝取的營養成分和發酵代謝物質。

代 表 性 發 酵 食 物

　　我們在本書推薦的發酵食物包括優格和起司、味噌、酸種麵包，以及康普茶。由於優格和起司屬於動物蛋白質食物，我們將在動物性蛋白質食物的章節中一起介紹，在此先簡單介紹味噌、酸種麵包，以及康普茶。

味 噌 （Miso）

　　味噌是日本的傳統食物，基本上是將大豆（黃豆或黑豆）蒸熟後，利用麴菌進行發酵和熟成。為了抑菌，製程中會混和鹽粒（類似起司的製程），因此完成的味噌會帶有鹹味。大豆營養密度很高，是良好的植物蛋白質來源，裡頭富含的異黃酮（soy isoflavones）屬於植物雌激素，能減緩婦女更年期症狀，近年的研究更發現可能具有抗癌效果（61）。

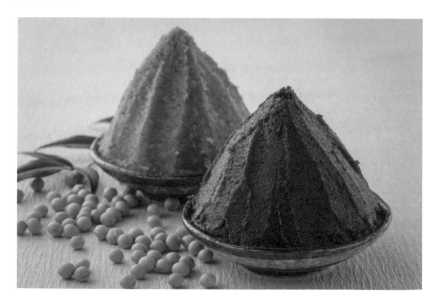

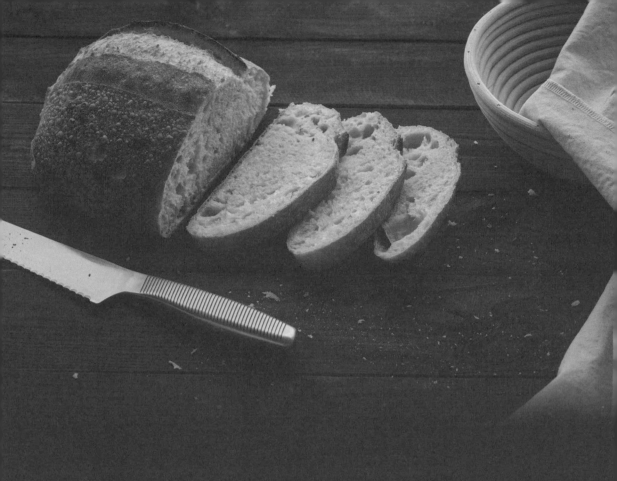

酸種麵包 （Sourdough Bread）

　　酸種麵包可說是最健康的麵包種類。酸種麵包的成分是麵粉、水、少量鹽，做法是利用空氣中和小麥本身的野生酵母和乳酸菌進行長時間發酵。以全麥穀類製作的酸種麵包本身含有更完整的膳食纖維和營養素，漫長的發酵過程除了能分解掉麵粉中的碳水化合物（與部分麩質），還會釋出鐵、鋅、鎂、抗氧化物質、葉酸與維生素 B 群等營養素，因此酸種麵包更容易消化，營養成分也比一般麵包高。義大利薩丁尼亞島上的人瑞是第一個被研究的藍區（Blue Zone）熱點，居民們每天的主食之一就是酸種麵包。

康 普 茶 （Kombucha）

康普茶是將茶加入蔗糖後經微生物發酵作用所產生的飲料。很可能已有千年歷史，並源於中國滿洲地區的康普茶，近年來成為全球成長最快的機能飲料。

釀製康普茶會同時需要能把糖轉化成酒精的酵母菌，以及把酒精轉化成有機酸的發酵菌（以醋酸菌為主，也可能含少數乳酸菌）亦即所謂的共生發酵（symbiotic），因此康普茶的微生物生態系會比一般釀酒或釀醋的菌落複雜得多。釀好的康普茶具有天然抗氧化物質的茶多酚，有助腸道和免疫系統健康的短鏈脂肪酸，以及幫忙肝臟排毒的葡萄糖醛酸，加上微酸微甜及氣泡水口感（自然產生的二氧化碳），因此成為世界各地追求健康人士的新寵。

有些人認為康普茶的健康益處來自負責發酵的益生菌，因此強調活菌康普茶是較佳選擇，這個議題有待科學證據釐清，但值得提醒的是，若飲用活菌康普茶，請留意釀造廠商或店家的衛生管理是否夠安全，以免受到病原菌感染產生毒素，反而喝出健康問題。

此外康普茶在釀造過程會自然產生酒精，若低於 0.5% ABV，法規允許標示為無酒精飲料。不過大部分康普茶釀造工廠或店家規模小，可能沒有定期測試酒精濃度或移除酒精設備，很可能就會出現酒精超標情況，對酒精不耐的人要留意。

還有，由於康普茶的酸味明顯，許多市售品牌會額外添加糖分或人工甜味劑，反而讓康普茶的健康效益大打折扣。

最後一點小提醒：活菌康普茶會持續變酸，當康普茶過酸時（pH 值低於 3 時），應加水稀釋飲用，建議一天的飲用量以不超過 250ml 為佳。

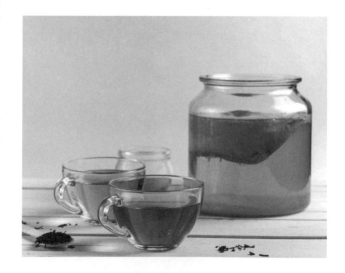

補充動物蛋白質的較佳選擇：
蛋 、 發 酵 乳 製 品 、 魚

蛋 （Egg）

　　富含優質脂肪酸和蛋白質（含所有 9 種人體必需氨基酸），礦物質（鐵、磷、硒），維生素 A、B12、B2 和 B5，以及對大腦功能相當重要的膽鹼（choline），說蛋是超級食物，一點都不為過。芬蘭的研究團隊曾經分析 2497 名 42-60 歲非失智症男性的生活飲食，其中有 482 名男性在 4 年後完成 5 次不同的認知能力測試，而在 21.9 年的隨訪中，有 337 名男性被診斷出失智症，結果發現膽鹼跟磷脂醯膽鹼（Phosphatidylcholine）攝取量較多的受試者，罹患失智症的風險低了 28%（62）。由於我們日常飲食中主要的膽鹼來源就是蛋，難怪有人會說，蛋是地球上最營養的食物之一。

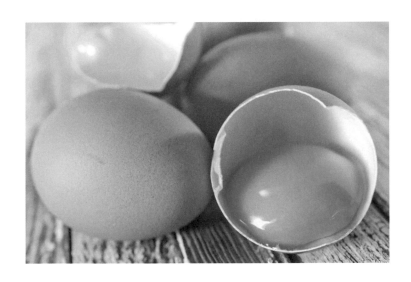

發酵乳製品：
優格（Yogurt）和起司（Cheese）

近年研究發現，食用發酵乳製品，包括優格和低脂起司，有助減少老年人認知能力降低的風險，並且預防失智，一個可能的作用機制是發酵乳製品或可降低神經微膠細胞的發炎現象，同時減少神經毒性（63）。

優格也被稱酸奶，是以牛奶或羊奶加入乳酸菌發酵後的成品。牛奶或羊奶富含乳糖，因此製造優格的益生菌以能夠分解乳糖的乳酸菌（Lactic acid bacteria，簡稱 LAB）為主。乳酸菌種類非常多，不僅會影響優格的風味，也能產生不同的營養成分。

優格對健康有許多益處，例如除了對腸癌具有保護作用（64），還能降低心血管疾病高風險族群罹患第二型糖尿病的風險（65）。選擇市售優格時，請以無糖原味優格為首選，避免添加任何人工香料（號稱水果口味）或糖份的產品。食用優格時自行加些新鮮水果、堅果或蜂蜜，就能在享受美味的同時，保護健康。

起司又稱為乳酪，和優格一樣是有悠久歷史的發酵食物。起司的製作過程需要乳酸菌等發酵菌把牛奶或羊奶中的乳糖轉成乳酸，但起司的製作還需要利用凝乳酶（Rennet）讓乳汁中的蛋白質凝聚，以便後續進行乳酪和乳清的分離。很多起司還需要長達數月甚至數年的熟成（ripening 或 maturation），讓起司內和環境中的各種微生物繼續起作用，最後造就獨特的微生物菌相和風味。

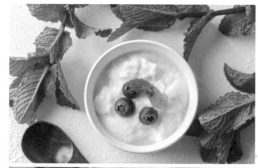

起司是很好的補鈣食物，例如 28 克帕瑪森起司含有 331 毫克的鈣質，是每日建議攝取量的 33%！多項研究發現起司可能具有抗癌（66）和抗代謝症候群的功能（67），早期研究認為和其富含的鈣質有關，近年則發現發酵和熟成過程產生的生物活性肽（bioactive peptides）或許才是功臣（68）。唯一要注意的是，許多起司生產過程會添加鹽份，因此要留意鈉的含量。

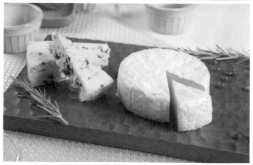

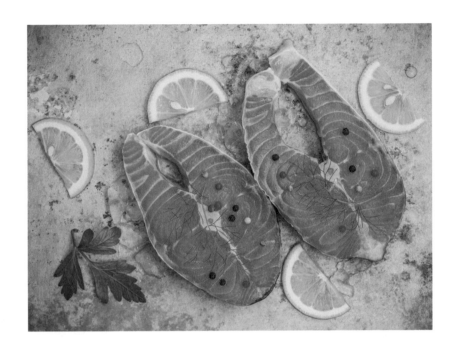

魚　類

　　魚類富含 omega-3 不飽和脂肪酸，其中的 DHA 更是強大的抗發
炎物質，並且能抑制細胞分裂並增強免疫反應。研究顯示 DHA 對黃
斑部病變具有保護作用（69），並能降低阿茲海默失智症和帕金森氏
症及其他腦部疾病的罹病風險（70）。此外血液中較低的 DHA 水平
也和大腦認知功能降低有關。 2016 年發表在美國臨床營養學期刊的
一篇論文檢視了 21 項研究，發現只要每週吃一次魚，就能降低罹患
失智症風險（71）。

PART
3

超級食物
這樣吃

7 天增進腸道菌叢多樣性的
飲食重開機計畫

從今天開始,讓我們改變吃飯的方式。

這表示我們要扔掉過度加工食品,盡可能吃全食物,而且以植物性膳食為主食。

這表示我們將花更多的時間在廚房,用愛為自己和家人準備富含超級營養的健康食物。

我們的食譜很簡單,材料也很簡單,讓我們享受美食的同時也保護健康。

準備好了嗎?

我們提供了七種早餐食譜，讓讀者們可以根據心情和身體需要，挑選一種或是自由混搭，配上喜歡的咖啡或茶飲，美好的一天就從早餐開始。

果 昔

夏天或天氣好的日子，綠拿鐵、藍莓香蕉堅果果昔或是野莓果昔，都是很棒的超級早餐。果昔能將大量蔬果的營養裝進一小杯，方便我們快速吸收多種養分。由於早上身體代謝糖的能力較好，早上喝果昔類食物也比下午或晚上更適合。若是平日上班準備時間有限，可在前一天晚上先把食材準備好放進冰箱冷凍，早上再取出加入液體打勻就行了。

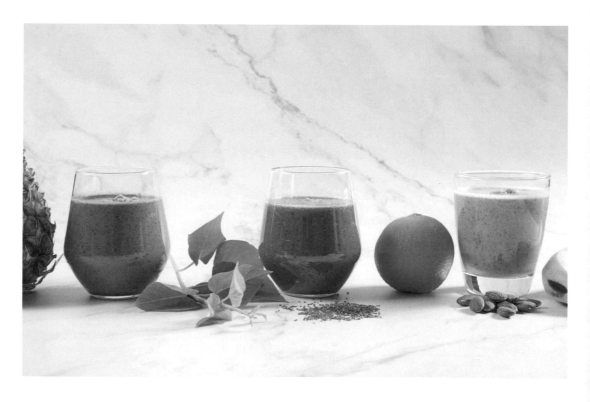

果昔組成成分

　　果昔的成分主要有三部分：液體、綠葉蔬菜、水果，一般比例為 1：1：1。另外也可適量加入額外的營養補充食物。

　　建議液體包括：水、無糖豆漿或康普茶、椰子水、優格等。

　　建議綠葉蔬菜包括：菠菜、小白菜、青江菜，任何在市場上找得到的當季蔬菜。有些蔬菜的味道會比較強烈，所以請挑選自己喜歡的蔬菜。不過為了自己和微生物菌群的健康，盡可能嘗試多種蔬菜，例如不要只用青江菜，混合些其他的葉菜吧！有些比較硬的蔬菜，例如花椰菜和胡蘿蔔，是冷壓蔬果汁甚至烤蔬菜的好食材，卻不太適合打果昔，大家可以自己實驗。

　　建議水果包括：蘋果、柳丁、香蕉、芒果、漿果、果子、奇異果、火龍果等。

　　營養補充食物：奇亞籽、亞麻籽、椰子、扁桃仁、核桃、胡桃、松子，及烘培後的黑豆等。請使用完整的全食物，遠離高蛋白粉類的過度加工食品。

果昔混合順序

　　如果喜歡滑順的口感，可依照下列順序將食材加入果汁機或食物料理機，會比較容易讓食物打碎並混合均勻：

1. **加入液體**
2. **添加綠葉蔬菜**
3. **加入水果**
4. **最後加入營養補充食物。**如果加入堅果或大豆等固體食物，建議不要打太細，可保留一點脆脆的口感。

推薦三種果昔食譜

綠拿鐵

- 水或椰子水 1 杯
- 綠色葉菜 2 杯
- 香蕉 1 根
- 鳳梨或柳丁 1/2 杯
- 核桃 1 小把
- 烘培後的黑豆 1 小把

藍莓香蕉堅果果昔

- 無糖豆漿 1 杯
- 香蕉 1 根
- 冷凍藍莓 1/2 杯
- 核桃 1 小把

野莓果昔

- 椰子水、康普茶或豆漿 1/4 杯
- 無糖優格 1/2 杯
- 冷凍莓果 2 杯
- 奇亞籽 1~2 小匙

> **Note**
> - 莓果可以換成其他富含膠質的水果，例如火龍果、奇異果、芒果或木瓜

材料（2 人份）

- 蔬菜湯 3-4 杯
- 鋼切燕麥 1杯（如果對麩質
  過敏，請選擇經認證的無麩
  質燕麥）
- 未經烘培的生扁桃仁 1 小把
- 鹽 1/4 小匙或酌量
- 新鮮的研磨黑胡椒 少許

做法

壓力鍋快煮

1. 在壓力鍋中，倒入1杯鋼切燕麥、2½杯蔬菜湯和1小撮生的扁桃仁。將壓力設定在高壓、計時器設5分鐘。
2. 燕麥粥煮好後，取出要食用的分量裝入碗中，在室溫下冷卻3-4分鐘再吃，這樣燕麥粥有更多時間變稠，也比較不會燙口。最後可適量加入鹽、胡椒、香料調味。

傳統瓦斯爐燉煮

1. 在湯鍋中，將燕麥、扁桃仁和蔬菜湯混合後，用大火煮至沸騰。
2. 接著將爐火 中小火，燉煮約20至25分鐘，請偶爾攪拌，直到燕麥粥開始變濃籌。
3. 將火調到最小，並偶爾攪拌以防底部燒焦，直到所有液體都被吸收，大約10分鐘，燕麥粥會變得非常濃稠，即已完成。
4. 取出準備食用的分量裝入碗中，讓燕麥粥在室溫中冷卻休息3-4分鐘後再吃。最後可適量加入鹽、胡椒、香料調味。

鋼 切 燕 麥 粥

　　冬天的早晨或身體需要多一點暖意時,適合喝熱熱的粥奶,我們最愛的粥品是燕麥粥,尤其是加工程度最低的鋼切燕麥,富含膳食纖維、熱量又低。準備鋼切燕麥粥最簡單的方法是利用壓力快煮鍋,但沒有壓力鍋的朋友一樣可以利用瓦斯爐燉煮燕麥粥,我們接下來會分別說明。

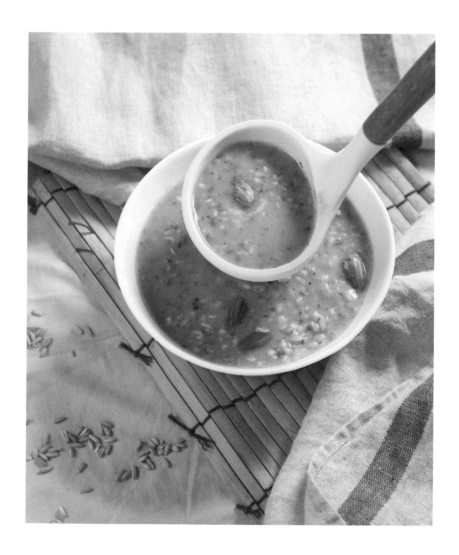

優 格 百 匯

　　優格百匯是很容易準備的早餐，當無糖的原味優格遇上莓果和堅果，再加點蜂蜜，就成了健康百分百的優格百匯！

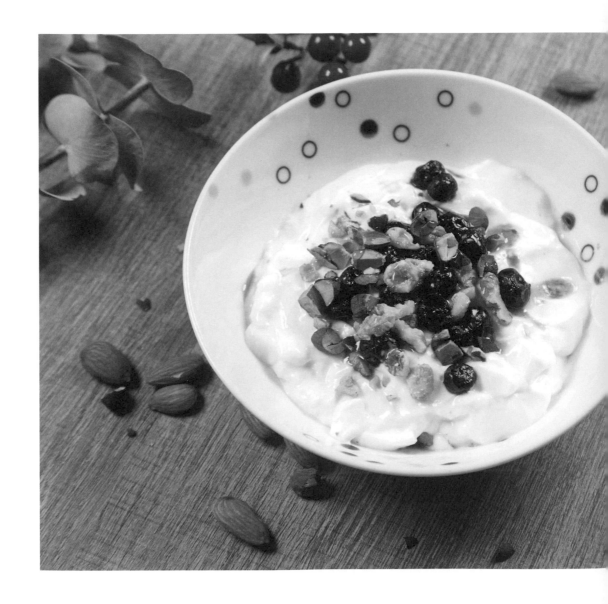

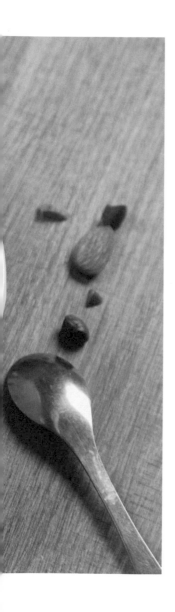

材料（1 人份）

- 脱脂原味優格 ½ 杯
- 冷凍有機綜合莓果 ½ 杯
- 混合堅果 ¼ 杯
- 蜂蜜 2 小匙（選用）

做法 ─────

1. 將冷凍漿果用另外一個杯子裝盛，加入煮開的沸水解凍。

2. 用大匙撈出解凍後的莓果，放進裝盛優格的碗中，撒上混合堅果。

3. 加一點蜂蜜，就可以享用了。

> **Note**
>
> - 莓果可以換成其他當季水果

酪 梨 酸 種 吐 司

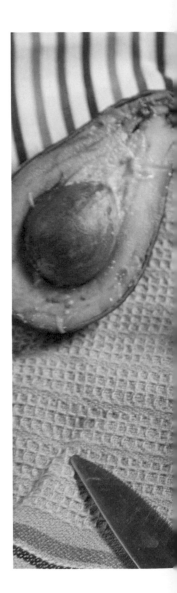

材料（2人份）

- 全麥酸種麵包 2 片
- 酪梨 1 顆
- 鹽和胡椒 少許，調味用
- 檸檬汁 少許（選用）

做法

1. 用大匙將酪梨果肉挖出後壓成泥，加入鹽和黑胡椒粉與檸檬汁拌勻，製成酪梨抹醬。
2. 塗在稍微烤熱的酸種麵包上面，就成了美味的酪梨酸種吐司。

Note

- 酪梨抹醬可根據喜好加入洋蔥末和番茄，做出各種變化。
- 可將酪梨抹醬換成堅果抹醬或是加上軟質起司，如瑞可塔（Ricotta）或布里起司（Brie）都很適合。

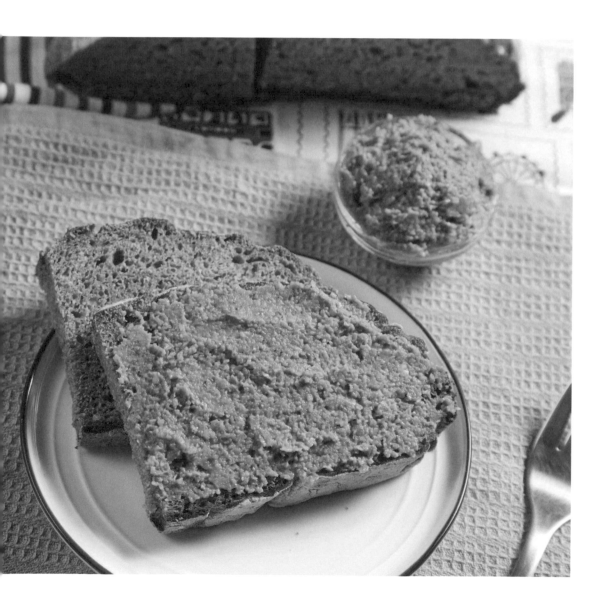

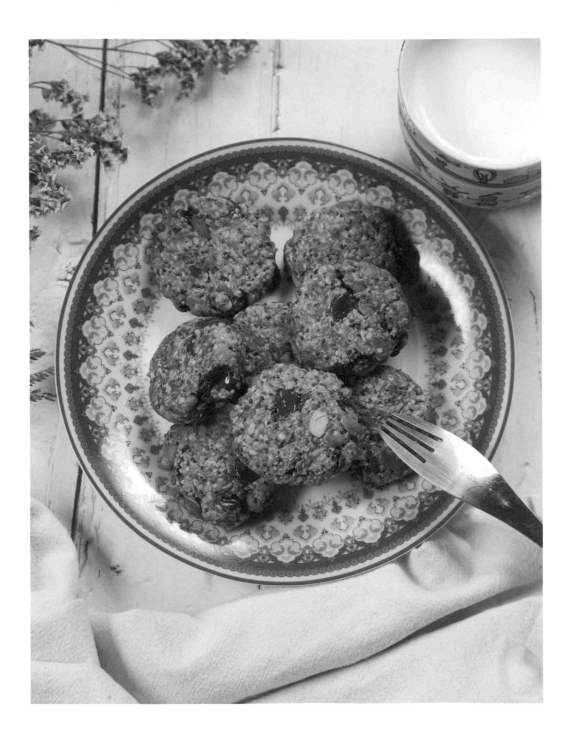

超級食物飲食革命

堅 果 燕 麥 早 餐 餅 乾

材料（8 片餅乾）

- 無麩質傳統燕麥片（rolled oats）1/2 杯
- 生的南瓜籽 1/2 杯
- 過熟香蕉 1 根，搗碎
- 堅果醬 3-4 大匙（扁桃仁醬、花生醬或混合堅果醬都可以）
- 可可碎粒或黑巧克力碎片 1-2 大匙（選用）

做法

1. 將烤箱預熱至攝氏 175 度，將烤盤鋪上烘焙紙放一旁備用。
2. 在大碗把所有材料加入後，攪拌均勻。如果有用巧克力脆片或可可碎粒，請一起拌入。
3. 用大匙將碗中的材料做成8個圓球狀，分別放到烤盤上，然後把圓球壓扁成餅乾狀。放入烤箱烘烤10-12分鐘，當邊緣略帶金黃色，即已完成。
4. 讓餅乾在室溫下降溫冷卻 10 分鐘左右，就可以享用。

Note

- 堅果燕麥片早餐餅乾是不含麩質的全素食物。
- 餅乾要放進冰箱的冷藏室保存，大約可放5天，但從冰箱取出後要先回烤才能吃。若放冷凍庫，保存時間可長達兩個月。

鮭魚歐姆蛋

　　這個美麗的歐姆蛋呈半月形，有著金黃色的外表，美味的內在。秘訣是先用橄欖油或有機牛油將蔬菜和鮭魚炒熟，鋪在半邊煎蛋捲上，撒上起司，再將沒鋪餡料的煎蛋翻下來，Voilà！完美的半月歐姆蛋！

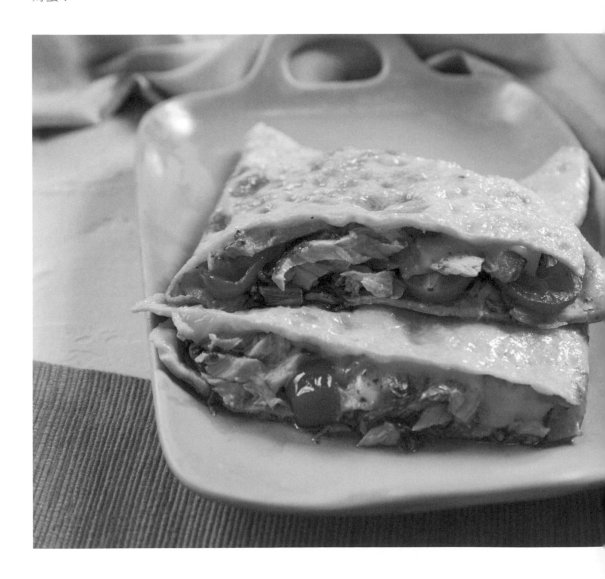

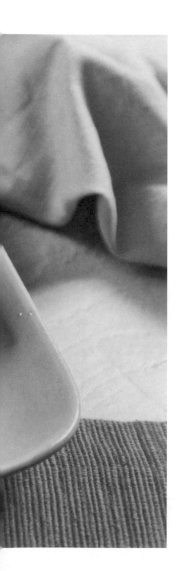

材料（2人份）

- 草飼牛油或橄欖油，分成兩等份使用 2小匙
- 小洋蔥 1/8顆
- 大蒜 2瓣
- 小番茄 1~4杯
- 綠色蔬菜 1/4杯（甘藍、菠菜、青江菜都可以）
- 罐頭裝阿拉斯加野生鮭魚 1/2罐
- 蛋 3顆
- 鹽和黑胡椒粉 少許
- 起司 2大匙（菲達 [Feta] 或帕瑪森起司 [Parmesan] 都可以，或是味道強烈的切達起司 [Sharp Cheddar]）

做法

1. 用一個中碗將蛋液打到稍微起泡，放在一旁備用。
2. 在平底鐵鍋加入1小匙油或牛油，以中大火加熱，先加入洋蔥和大蒜，稍微翻炒3分鐘左右至金黃色；接著加入鮭魚、番茄和一半的鹽，拌炒約1分鐘；最後加入蔬菜，熱炒至葉子稍微萎軟。取出所有材料放在餐盤或碗中備用。
3. 用廚房紙巾將平底鐵鍋擦拭乾淨後，把剩下的1小匙油/牛油放入平底鍋，用中火加熱，倒入蛋液後轉小火，讓煎蛋慢慢成形。
4. 當蛋液不再呈流動狀，把炒好的蔬菜放在煎蛋下半邊，撒上起司。當沒放蔬菜餡料的那半邊煎蛋顏色變深時（從淡黃色變成棕色），把它翻下來蓋在有蔬菜餡料的半邊煎蛋上。
5. 用鍋鏟將煎蛋從中對半切開，再分別裝盤。

> **Note**
> - 塊狀起司比已磨碎的起司新鮮，建議買塊狀起司，使用前再自己切碎或刨絲。

健 康 版 西 式 早 餐

　　西式早餐是許多人享受假日早午餐的選擇。但看似豐盛的傳統西式早餐，營養卻有限：培根、火腿或香腸是應該少吃的紅肉，經常含有額外添加的亞硝酸鹽防腐劑；白吐司屬於缺乏膳食纖維的空卡食物。

　　不過想吃美味健康的西式早餐並不難，把紅肉換成蛋，白麵包換成全麥酸種，再加上些新鮮沙拉葉菜和義大利油醋就搞定了。

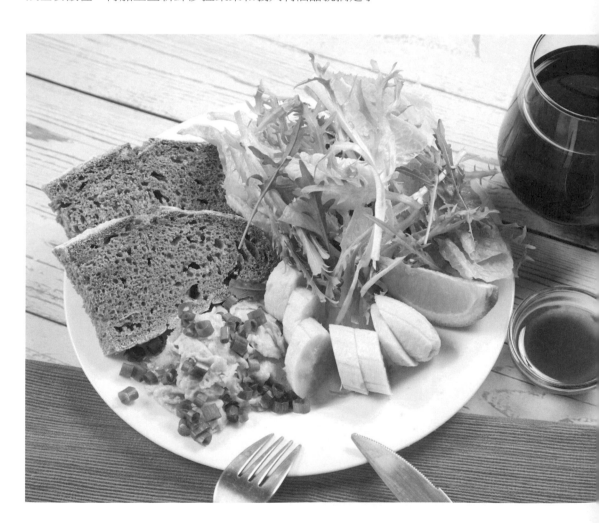

材料（2人份）

- 綠葉沙拉 1 杯（任何青嫩的葉菜如西洋菜、萵苣、芝麻葉都很適合）
- 自製巴薩米可油醋 3 大匙
- 酸種麵包 2 片
- 橄欖油或草飼牛油 1 小匙
- 蛋 2 顆（製作炒蛋）
- 鹽 少許
- 切碎青蔥 少許
- 油漬橄欖 10~12 顆
- 水果 1 顆，切片（蘋果、柳丁、葡萄柚、香蕉、番石榴、梨都很好）

做法

1. 準備蛋料理：平底鐵鍋加入油後以中火加熱，另外用碗將蛋打入後加入鹽，將蛋液倒入平底鐵鍋後，先不要翻動、讓蛋煮 30 秒左右。抬高平底鍋、離火稍微轉動，讓蛋液較均勻分布，再煮 2 分鐘，再用鍋鏟把蛋切開做成炒蛋。起鍋後鋪在酸種麵包上並撒些青蔥。
2. 將綠色沙拉淋上巴薩米可油醋。
3. 將鋪有炒蛋的酸種麵包、沙拉、油漬橄欖、水果擺上餐盤。美味又健康的西式早餐上菜！

自製巴薩米可油醋

材料

- 陳年巴薩米可醋（Balsamic vinegar）2 大匙
- 第戎芥末醬（Dijon mustard）1 小匙
- 蜂蜜 1 大匙
- 鹽 1/4 小匙
- 橄欖油 6 大匙

做法

除了橄欖油外，把所有材料放進中型的碗後均勻攪拌。接著一次一大匙地，慢慢加入橄欖油，讓油和碗中的醬料均勻攪拌成為乳化狀態就可享用。

Note

- 巴薩米可油醋以密封玻璃容器放入冰箱冷藏室，可保存 2 週左右。

主餐
午或晚餐
main dish

這些主餐是我們常吃的健康餐，不僅適合作為午餐或晚餐，其實也是很棒的周末早午餐！雖然不少是蔬食或純素食譜，但大家可依喜好適量加入動物性蛋白質（但仍應少吃紅肉及油炸肉類）。

佛 陀 碗 （Buddha Bowl）

佛陀碗是最容易吃健康的主餐，一道菜同時吃進優良蛋白質、膳食纖維和好油脂，提供百分百的均衡營養。

這道菜的基本公式是以全穀物或豆類為主食，然後加入多種蔬食或生菜、提供豐富纖維質和植生素營養，接著補充優質蛋白質——不管是瘦肉、魚、蛋或豆腐都很適合，最後再以美味淋醬幫整道菜收尾、畫龍點睛。

主食部分可自由選擇任何全穀或豆類植物，糙米、紫米、黑米、花椰菜米、藜麥、扁豆、12 穀米都很棒。關鍵是方便，而且是未過度加工的食物。

關於蔬菜部分，同樣的，手邊有的都很好：蘑菇、青花菜、花椰菜、甜椒、南瓜、地瓜。用個小蒸籠或蒸鍋把所有食材一次蒸熟，鋪放在主食上。

最後，灑一把堅果和切碎的新鮮生菜，然後淋上醬汁。

以下是我們常用的食譜供大家參考。

材料（1人份）

- 全穀主食 1 碗，
  藜麥、糙米、黑米、紫米或
  12 穀米都可以，煮熟
- 蔬菜半碗，
  1/4 顆甜椒（紅椒或黃椒）、
  2 顆蘑菇（切片）、
  1 根青江菜（切段）、
  1/4 顆地瓜（切塊）、
  1/8 顆南瓜（切塊）、
  3~5 朵青花菜或花椰菜、
  1/2 顆熟酪梨（切片）

醬汁材料（4-6人）

- 大蒜 2 大匙，切碎
- 生薑 40 克，新鮮磨碎
- 水 4 大匙
- 檸檬汁 4 大匙（約 2 個檸檬）
- 醬油 3 大匙
- 特級初榨橄欖油 2 大匙
- 白芝麻醬或中東芝麻醬
  （Tahini）2 大匙

做法

1. 將主食放入碗中。
2. 用蒸鍋將蔬菜蒸熟（約 10 分鐘），將切片的酪梨連同蒸熟蔬菜舖在主食上。
3. 將醬汁材料另外用個碗裝並混合均勻，取 1~2 大匙澆淋在蔬菜上。

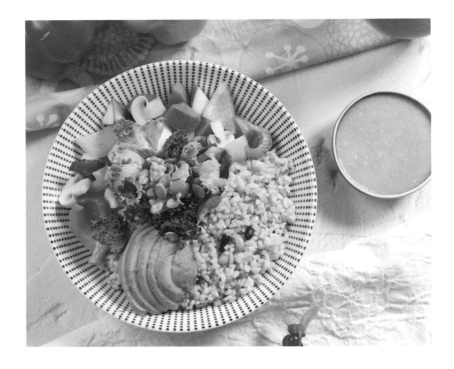

材料（2人份）

- 蘑菇 2 顆，洗淨並稍微切除蒂頭尾端
- 小馬鈴薯 2~3 顆，刷洗乾淨（或用 1/2 顆普通馬鈴薯切小塊，不要太大塊就行）
- 櫻桃番茄 2~3 顆
- 櫛瓜 1/2 根，切塊（約 1 英寸厚）
- 蒜瓣 1 顆，去皮切碎
- 特級初榨橄欖油 1/4 杯
- 乾燥香草（如奧瑞岡葉和百里香葉）少許，調味用
- 鹽和黑胡椒粉 少許，調味用
- 新鮮磨碎的帕爾森乳酪 少許（選用）
- 紅辣椒碎片 少許（選用）

做法

1. 將烤箱預熱至攝氏 220 度。
2. 將蘑菇、蔬菜和蒜末放入大碗並拌入橄欖油。加入乾燥香草、鹽和黑胡椒粉，混合拌勻。
3. 用一個烤盤稍微塗些橄欖油後，只鋪上馬鈴薯，放進烤箱中烤 10 分鐘。
4. 取出烤盤，放上蘑菇和所有蔬菜，放回烤箱烤 20 分鐘或是叉子能叉得進去。
5. 灑上磨碎的帕爾森起司和紅辣椒碎片就可以上菜。

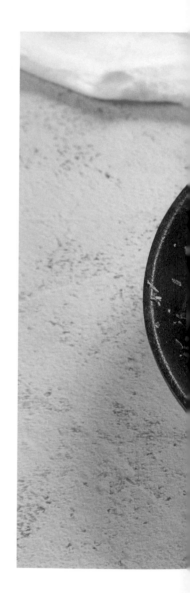

爐 烤 蔬 菜 （Roast Veggitables）

這道菜準備上非常容易，把所有食材準備好後放進烤箱就大功告成了。除了本身就是一道美味蔬食大餐外，也很適合作為配菜，幫忙增加膳食纖維的攝取與飲食的多樣性。

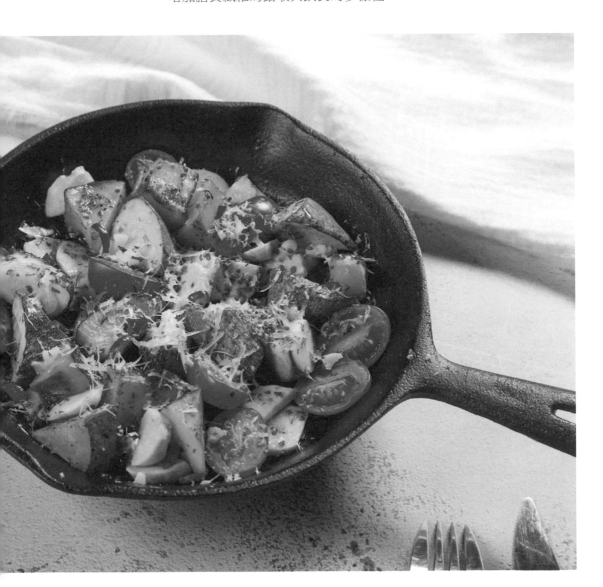

希 臘 沙 拉（Greek Salad）

　　這道經典沙拉和爐烤蔬菜一樣，不僅能獨挑大
樑當主食，也是百搭天王、配甚麼主菜都適合。

材料（2 人份）

- 櫻桃番茄 1/2 杯，畫切十字分四小片
- 黃瓜 1 根，削皮去籽，稍微切碎
- 紅洋蔥 1/2 杯，去皮切碎
- 甜椒 1/2 杯，去籽切碎
- 黑橄欖（最好是鹽漬橄欖）1/2 杯去子，大致切一下
- 碎菲達起司（Feta）1/2 杯
- 自製巴薩米可油醋（作法見139頁）
- 鹽和現磨黑胡椒粒 少許，調味用

做法

1.　將櫻桃番茄、黃瓜、洋蔥、甜椒、橄欖在碗中拌
　　勻後，再加入巴薩米可油醋並撒上菲達起司就完
　　成了。適合搭配酸種麵包和自製鷹嘴豆泥（作法見
　　146頁）一起享用。

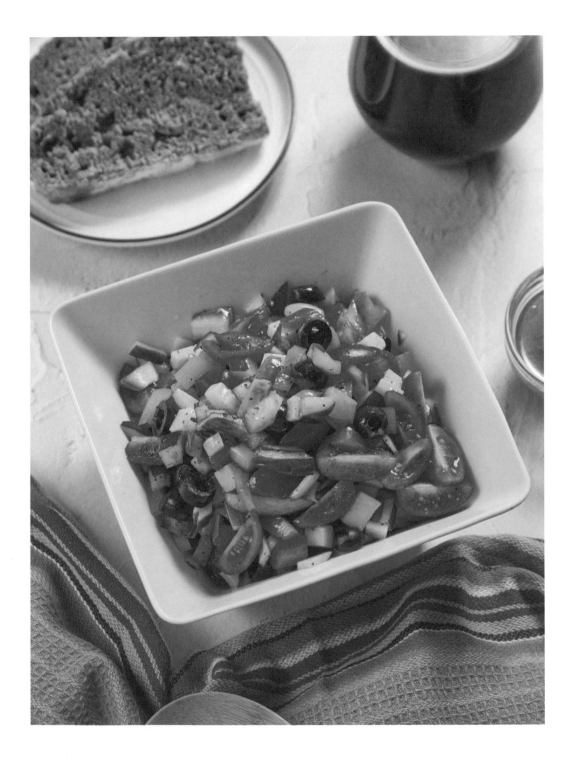

鷹 嘴 豆 泥 沙 拉（Hummus Salad）

　　鷹嘴豆熱量低、纖維量高，更能提更優質的植物性蛋白質。這道
經典的中東佳肴以美味和健康征服了全世界。

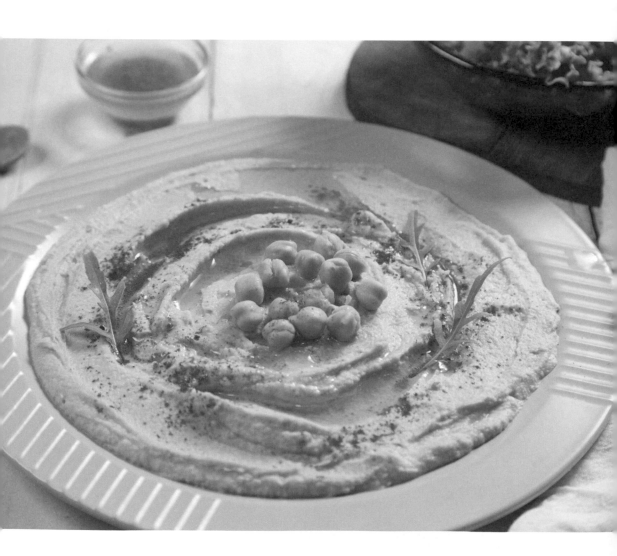

鷹嘴豆泥材料（6人份）

- 鷹嘴豆罐頭 1 罐（15 盎司）
- 新鮮檸檬汁 1/4 杯（約 1 個大檸檬）
- 中東芝麻醬（Tahini）1/4 杯
- 大蒜 1 瓣，切碎
- 橄欖油 2 大匙，以及上菜前淋的量
- 孜然粉 1/2 小匙
- 鹽 少許，調味用
- 水 2 至 3 大匙
- 紅椒粉（Paprika）少許

鷹嘴豆泥做法 ───

1. 將鷹嘴豆罐頭中的水瀝掉，取出備用。
2. 將中東芝麻醬和檸檬汁先放入食物料理機攪打 1 分半鐘，再加入蒜泥、孜然粉和 1/2 小匙鹽攪打 1 分鐘。倒入一半左右的鷹嘴豆，攪打 1 分鐘後，再加入剩下的鷹嘴豆繼續攪打至成平滑泥狀。如果豆泥太稠，可在攪打時緩慢加入 2~3 大匙水。
3. 在上菜前淋上一些橄欖油並撒上一些紅椒粉。

蔬食沙拉材料（4人份）

- 綠色蔬菜（青花菜、羽衣甘藍、球狀甘藍）4 杯
- 蘋果醋 2 大匙
- 橄欖油 3 大匙
- 海鹽 少許
- 黑芝麻粒或南瓜籽 3 小匙，烤過
- 鷹嘴豆泥（Hummus）

蔬食沙拉做法 ───

1. 將蔬菜洗淨，青花菜切小朵、羽衣甘藍取葉部位切小段、球狀甘藍切十字成 4 瓣），放入熱水川燙 2 分鐘後，取出放入沙拉碗中。
2. 在沙拉碗中加入蘋果醋、橄欖油、鹽，與蔬菜拌勻。
3. 撒上黑芝麻粒或南瓜籽。
4. 取一個碗放進一些鷹嘴豆泥，旁邊再放上蔬菜，即可享用。

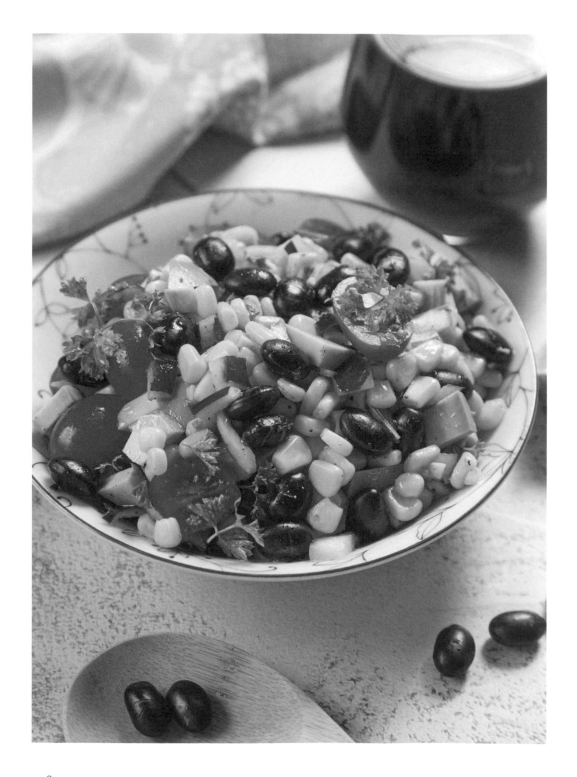

超級食物飲食革命

黑 豆 沙 拉 （Black Bean Salad）

黑豆是墨西哥主食，在台灣雖然比較少人吃，卻是值得推薦的高營養食物。黑豆和酪梨之類的墨西哥風味很搭，簡單加些蔬菜和香料，就成了充滿異國風味而且色彩繽紛的美味佳肴。

材料（2人份）
- 黑豆 1 罐（15 盎司），瀝乾並用冷開水沖洗
- 甜玉米 2 根，煮熟取玉米粒
- 櫻桃番茄 ½ 杯，對切成兩小半
- 酪梨 ½ 顆，切丁
- 小紅洋蔥 1 個，切丁
- 大蒜 1 瓣，切丁
- 香菜 ¼ 杯，切碎
- 橄欖油 1 大匙
- 檸檬 1 個，取汁
- 鹽和胡椒粉 少許，調味用

做法

1. 將黑豆從罐頭中倒出瀝乾，再用冷開水沖洗後放入中型的沙拉碗。
2. 加入其餘食材，拌勻即可食用。

香菇味增湯材料（4 人份）

- 乾香菇 6 朵
- 熱水 1 杯，泡開香菇用
- 水 7 杯
- 洋蔥 1 小顆，去皮切成碎末
- 紅蘿蔔 1 根，切成圓形薄片
- 金針菇 1 包，洗淨切段
- 帶皮生薑 2 片
- 白味噌 1½ 大匙
- 青江菜 3 根，大致切碎
- 大白菜 1 片，大致切碎
- 有機醬油 少許，調味用

其他材料（2 人份）

- 河粉 200 克
- 豆腐 300 克（選用）

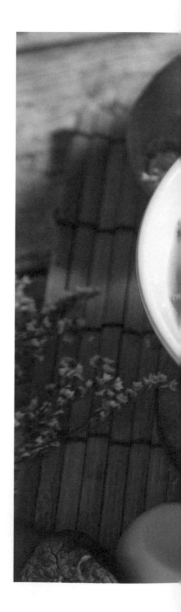

做法

1. 將乾香菇放入碗中，倒入熱水泡開備用。
2. 在湯鍋內倒入水，以及除了白菜和青江菜之外的所有材料（包括薑片），蓋上鍋蓋煮沸後，轉小火慢煮約 20 分鐘。
3. 待香菇泡開後，切細絲，加入湯鍋，同時加入河粉和豆腐，煮 5~6 分鐘。
4. 加入味噌，攪拌味噌至完全溶解後，加入白菜和青江菜，再煮 2~3 分鐘即可關火。

香 菇 味 噌 湯 河 粉 （Vegan Pho with Miso Shiitake Broth）

這道基本款的湯麵可以有許多變化，除了河粉能換成各種麵條，還可以搭配豆腐或雞胸肉享用，對素食或葷食朋友來說，都是一道能夠提供完整營養的美味選擇。

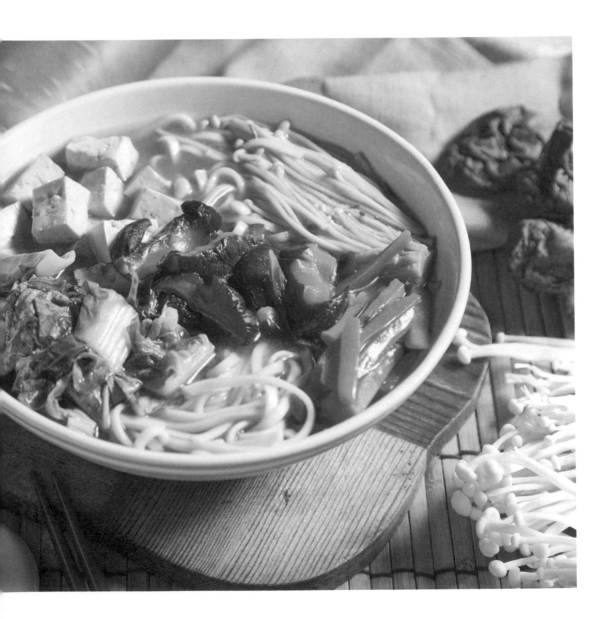

蘆筍義大利烘蛋（Asparagus Frittata）

任何烘蛋的基本步驟都一樣：準備蔬菜和餡料，將餡料均勻鋪在平底鍋後、倒入蛋液，最後放進烤箱裡完成烘烤。

創意無限，變化無窮：青花菜和切達起司，烤甜椒和菲達起司，櫻桃番茄、玉米、九層塔，就連剩飯和炒麵都可以使用，讓這道菜成為清空冰箱的好方法！

最棒的是，這道菜熱的時候好吃，室溫放冷也同樣美味。再搭配新鮮沙拉，完美！

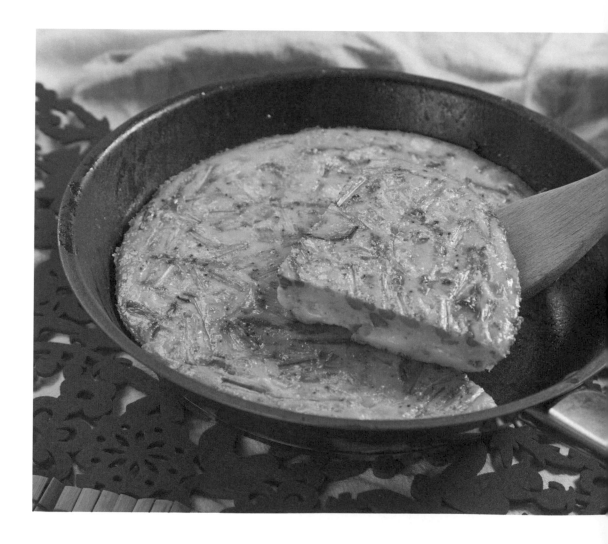

材料（6-8 人份）

- 蘆筍 500 克，去除尾段
- 特級初榨橄欖油 2 大匙
- 鹽和現磨黑胡椒粉
- 蛋 10 個
- 菲達起司 140 克
- 無鹽草飼牛油 1 大匙
- 大的甜洋蔥 1 個，切碎丁

做法

1. 烤箱預熱至 220°C。

2. 將蘆筍鋪放在有邊框的烤盤上，淋灑 1 大匙的橄欖油，以及少許鹽和黑胡椒粉調味。烤 10 分鐘左右，將蘆筍烤軟（但仍帶點脆度）；若蘆筍比較粗，烘烤時間可能需要再久一點。

3. 取出烤盤，等蘆筍稍微冷卻後，切成小段備用。

4. 將烤箱溫度降低至 150°C。

5. 取一個大碗，將蛋和 3 大匙起司、1/2 小匙鹽和 1/2 小匙黑胡椒粉放入碗中打散拌勻。

6. 用平底鑄鐵鍋或其他可以放烤箱的平底鍋，加入牛油和剩下的 1 大匙油，用中火加熱；當油泡消退時，加入洋蔥丁，炒至變軟並成透明。加入蘆筍和蛋液後，靜置加熱約 1 分鐘。

7. 將鑄鐵鍋移至烤箱內烘烤 20-25 分鐘，當已沒有明顯流動蛋液，戴隔熱手套搖動平底鑄鐵鍋手把，蛋只會輕微晃動時，即可取出。

8. 用鍋鏟或橡皮刮刀將烘蛋從鐵鍋輕輕刮下取出，在室溫下冷卻約 5 分鐘。以蛋糕切法將烘蛋切片即可食用。搭配淋灑義大利油醋的新鮮沙拉一起享用，會更美味。

材料（2人份）

- 橄欖油 1 大匙
- 小黃洋蔥 1 個，切碎
- 紅甜椒 1/2 顆，切碎
- 細海鹽 少許
- 番茄醬 1 大匙
- 大蒜 1~2 瓣，切碎
- 孜然 1/2 小匙
- 紅椒粉（Paprika）1/2 小匙
- 紅辣椒碎片 1/4 小匙（選用）
- 碎粒番茄 1 罐（15 盎司）
- 新鮮香菜 1 大匙，切碎
- 現磨黑胡椒粉 少許，調味用
- 蛋 2-3 個
- 碎粒菲達起司 1/4 杯
- 酸種麵包 2~3 片，搭配食用

做法

1. 將烤箱預熱至攝氏 190 度。

2. 在平底鍋加入油，以中火加熱；平底鍋必須能夠進烤箱使用，以不鏽鋼為佳，因為這道菜大量用到番茄，而番茄是酸性食物，不能使用鑄鐵鍋。油熱後加入洋蔥、甜椒和鹽拌炒，直到洋蔥變軟及透明，約 4~6 分鐘。

3. 加入蒜泥、番茄醬、孜然、紅椒粉和紅辣椒碎片，炒煮 1~2 分鐘爆香。

4. 倒入碎粒番茄（連同番茄汁）及香菜，轉小火燉煮 5 分鐘，讓所有食材味道完全融合。

5. 關火，試味道（小心燙），並根據需要加鹽和胡椒粉。用湯勺在番茄醬汁表面挖個小洞，倒入雞蛋。輕輕地用湯勺把番茄醬汁澆在蛋白上，幫忙維持蛋的形狀完整。重複同樣方法打入剩下的蛋。在蛋上撒一點鹽和胡椒粉。

6. 小心地將平底鍋移至烤箱（可能有點重），烘烤 8~12 分鐘，烤 8 分鐘後就經常地檢查一下。當蛋白變成不透明，蛋黃部分往上長高了一些、但仍有點軟時，就煮好了。

7. 戴好防熱手套，用雙手捧住鍋柄將平底鍋取出，放在安全地方稍微降溫（例如瓦斯爐台）。撒上菲達起司、香菜、紅椒粉，用碗裝盛後，搭配酸種麵包享用。

北非蛋（Shakshuka）

　　北非蛋有數百年歷史，是用香料、番茄、橄欖油、辣椒、洋蔥和大蒜燉煮醬汁的雞蛋料理，也是經典的地中海料理。

　　源於北非突尼西亞的這道佳餚在中東地區很受歡迎，巴勒斯坦、以色列、埃及都有自己獨特的北非蛋料理。Shakshuka 一詞來自阿拉伯文，意思是「全部混在一起」，大家可以自由發揮創意實驗各種食材。北非蛋搭配酸種麵包，不管作為一天三餐的哪一餐，都十分適合。

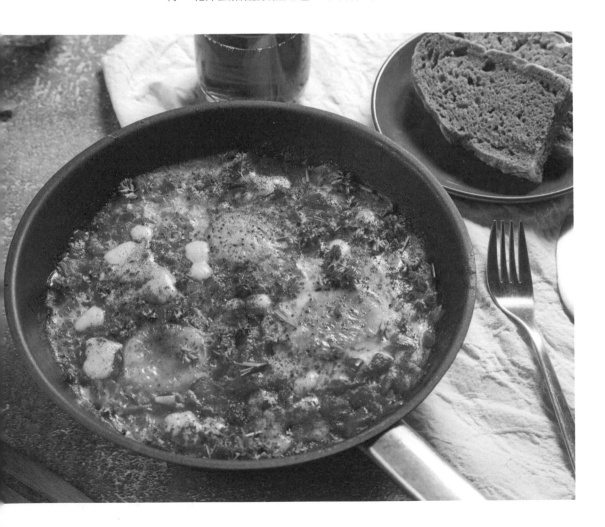

材料（2人份）

- 草飼牛油 2 大匙
- 蛋 2 個，打散
- 中等大小胡蘿蔔 2 根，去皮切丁
- 新鮮豌豆 1/2 杯
- 小洋蔥 1 顆，去皮切丁
- 大蒜 3 瓣，切細碎
- 鹽和黑胡椒 少許，調味用
- 煮熟的冷凍糙米飯 4 杯
- 青蔥 3 支，切碎
- 醬油 3 大匙
- 芝麻油 1/2 小匙

做法

1. 在炒鍋中，以中大火加熱1大匙牛油，直至融化。加入蒜末，轉小火炒到蒜末變成棕色和酥脆時，取出蒜末放一旁備用。
2. 在炒鍋中加入蛋液，轉中火炒蛋。炒好的蛋取出放一旁備用。
3. 加入1大匙牛油，油融化時加入胡蘿蔔、洋蔥、豌豆和蒜末翻炒約5分鐘，再加少許鹽和黑胡椒粉調味。等洋蔥和胡蘿蔔變軟，轉大火，立即加入飯、青蔥、醬油，用鍋鏟將所有材料拌勻。繼續炒3分鐘，把飯炒熱後，加入炒蛋和蒜末拌勻。
4. 關火，拌入芝麻油。
5. 完成後的炒飯適合立刻享用。若放進密封容器置入冰箱冷藏室，最多可保存3天。

> **Note**
> - 不吃動物性脂肪的朋友可將草飼牛油換成橄欖油。

超級食物飲食革命

蔬 食 炒 飯 （Veggie Fried Rice）

成功的炒飯有幾個基本要點：

1. 用剩飯。 剩飯會比較乾，炒飯的質感會更好。此外飯經過冷藏後會變成抗性澱粉，比較不容易讓血糖飆高。我們建議冰箱冷凍庫可以常備冷凍米飯或目前流行的花椰米來炒飯。

2. 大蒜要先炒。 大蒜切成碎末後，得先用小火炒一下，然後炒蛋，最後再加入飯一起炒。用這個順序炒飯，風味絕佳。

3. 蛋。 可隨心情和喜好料理炒蛋，例如 A. 把蛋液先淋在飯上，再一起炒。B. 單獨煎顆荷包蛋，放在炒飯上。C. 先煎蛋，然後把蛋用鍋鏟打散成小塊，再與飯均勻炒拌在一起。

以下是我們常用的食譜供大家參考。

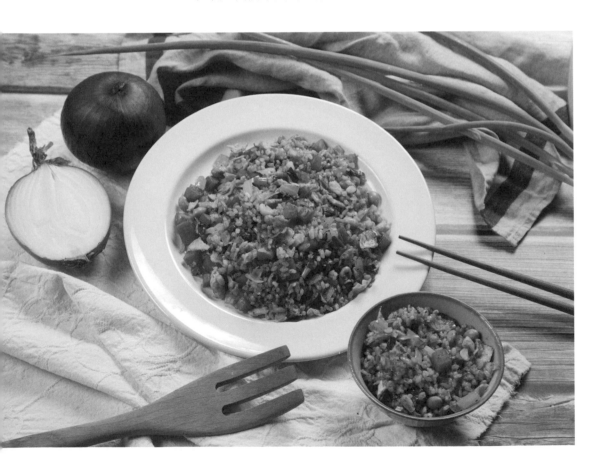

材料（1人份）

- 雞腿排 1 塊，去骨留皮
- 鹽 1/4 小匙
- 醬油 2 大匙
- 米酒或日本清酒 2 大匙
- 蔗糖 1 大匙（可依喜好減量）
- 新鮮萵苣 1/2 杯
- 新鮮芝麻葉 1/2 杯
- 烤過的白芝麻 少許
- 烤過的南瓜籽 少許

做法

1. 用鹽均勻塗抹在雞腿排表面後，將雞排放一旁出水，用廚房紙巾將雞腿滲出的鹽水拍乾。

2. 將雞腿排有皮的那面向下放入平底鍋，以中火煎烤至雞皮呈酥脆棕黃。再將雞腿翻面繼續煎到幾乎熟透，將雞腿取出放在盤上備用。

3. 將平底鍋的油倒掉，用乾淨紙巾把鍋內多餘的油擦乾。將醬油、米酒、糖用小碗內均勻混合後倒入平底鍋，再放入雞腿以小火煎烤，不時幫雞腿翻面，讓整塊雞腿都沾上醬汁，當照燒醬汁收汁成濃稠狀時，即可關火。

4. 待雞腿排稍微冷卻，切成長條塊狀，鋪在萵苣和芝麻葉生菜上，將鍋內剩餘照燒醬汁淋在生菜上，並撒上白芝麻和南瓜籽。

照燒雞腿排沙拉（Grilled Teriyaki Chicken Salad）

　　照燒醬是亞洲經典醬料，用來烹調雞肉十分美味。然而市售的照燒醬大多添加各種人工化學物質和化學防腐劑。幸運的是，自製照燒醬非常容易。這道菜證明了美味與健康真的可以兼得！

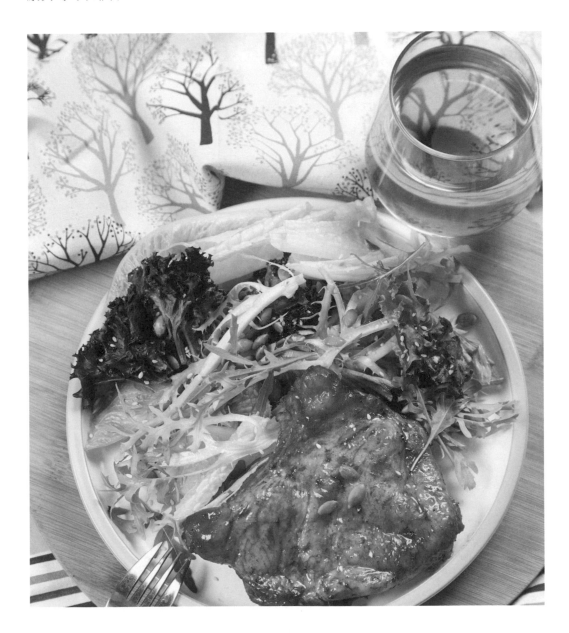

希臘優格烤雞（Greek Yogurt Roast Chicken）

　　這是我最喜歡的烤雞食譜，因為真的可以吃到優格和香料的美好。而且這道菜是用烤箱準備，除了比油炸健康，清理起來也很容易。週五晚上把雞肉、優格和香料放在一起醃浸過夜，隔天就可以送進烤箱享受健康美食了。

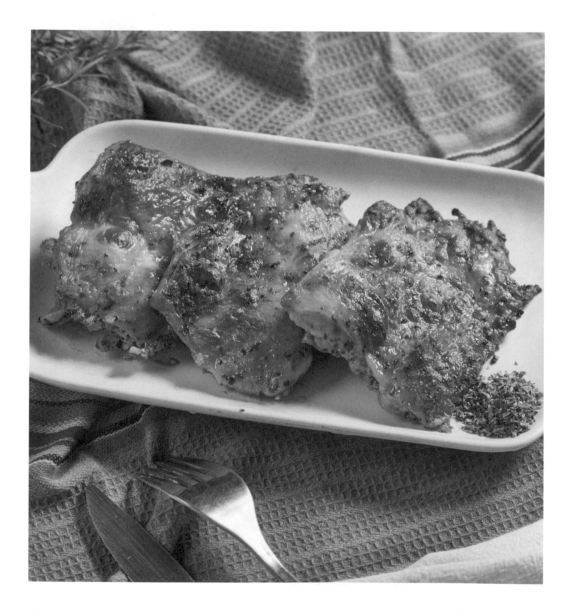

　　　　　　　　　　　　　　　　　　　　　　　超級食物飲食革命

材料（2人份）

- 全脂希臘優格 1/2 杯
- 香菜 1 杯，切細碎
- 橄欖油 1 大匙
- 檸檬汁 1 大匙
- 大蒜 2 瓣，切成碎末
- 紅椒粉（Paprika）1小匙
- 乾燥奧瑞岡葉 1 小匙
- 海鹽和黑胡椒粉 少許
- 雞腿肉 2 隻，去骨留皮切塊（約6~8塊）

做法

1. 將雞肉和優格、蒜末、橄欖油、檸檬汁、紅椒粉、乾燥香草、鹽和黑胡椒粉都放入可密封的食物料理碗，蓋上密封蓋放入冰箱冷藏室至少30分鐘以上（2小時以上或隔夜更好）。

2. 將烤箱預熱至攝氏 180 度。

3. 將冰箱取出的雞肉和優格醃醬倒入陶瓷烤盤，將雞肉均勻鋪成一層（不要上下疊在一起），在烤盤上蓋上鋁箔紙。在烤箱內烤40~50分鐘，大約烤20分鐘左右幫烤雞翻面。

4. 烤雞成金黃色，且雞肉最厚處的內部溫度達攝氏70度，就代表雞肉烤好了。

5. 取出烤盤待稍微冷卻後，用夾子取出雞肉，就可食用；適合搭配爐烤蔬菜或希臘沙拉享用。

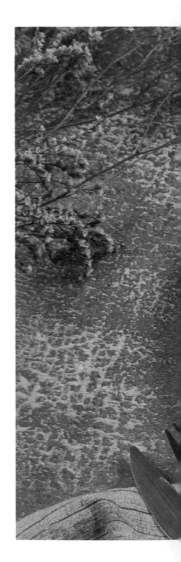

材料（2人份）

- 6盎司鮭魚片 2 片
- 鹽 少許
- 乾燥羅勒 1 小匙
- 乾燥奧瑞岡葉 1 小匙
- 大蒜粉 1 小匙（或 1 瓣大蒜切碎）
- 橄欖油 2 大匙
- 藜麥 200 克
- 生菜 1 杯（菠菜、菊苣、西洋菜）
- 半月型檸檬塊 2 塊

做法

1. 在小碗中把乾燥香草、大蒜、鹽均勻攪拌後，塗抹在鮭魚片上。
2. 在平底鍋上倒入油，以中火煎魚至顏色變成褐色，且叉子可以叉入。每一面需煎 5~6 分鐘。
3. 餐盤擺上煎好的鮭魚，旁邊加上藜麥和生菜，並搭配一塊檸檬。

煎鮭魚藜麥沙拉（Salmon Quinoa Salad）

　　這道菜很容易讓人有成就感：因為作法雖然簡單，成果卻讓人驚豔。更棒的是，一道菜同時提供多種超級食物的完整營養。大家可以發揮創意，自行調整從香料到蔬菜的種類，讓這道經典料理也成為您的私房名菜。

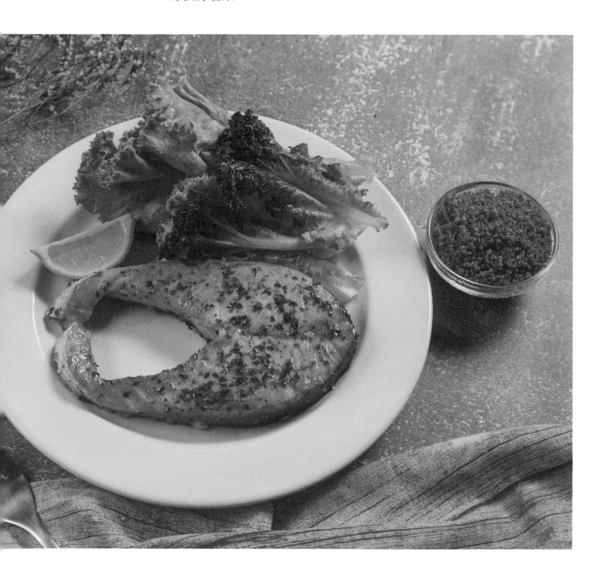

鹽 烤 鯖 魚 （Grilled Mackerel）

這道烤魚是忙了一天的晚上的好選擇，30 分鐘就能上菜，享受經典佳餚的美好。

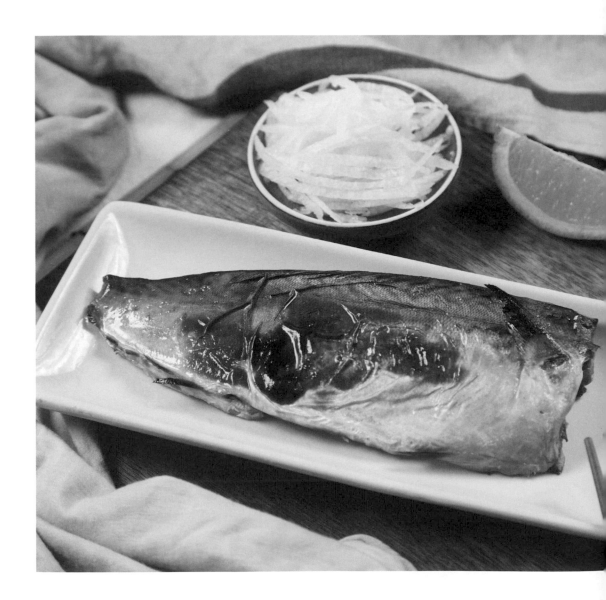

材料（2人份）

- 鯖魚片 2 片
- 清酒或米酒 2 大匙
- 鹽 ½ 小匙
- 白蘿蔔 1 英寸（上菜前刨絲使用）
- 醬油 1 小匙（上菜時淋上）
- 檸檬塊 1 個

做法

1. 將米酒或清酒塗抹在魚肉和表面，然後倒掉液體，用廚房紙巾將魚片擦乾後，移到鋪好烘焙紙的烤盤上。

2. 將鹽均勻撒在魚片的正反面，在室溫下靜置 20 分鐘，並用紙巾將魚的滲出液拍乾，將魚皮面朝下放在烤盤上。

3. 烤箱預熱至攝氏 200 度，將烤盤放入中間層架，烤 15~20 分鐘，或直到魚肉變成金黃色。

4. 上菜前將白蘿蔔刨絲放在魚片旁邊，並搭配一個檸檬塊。

味 噌 鱈 魚 （Miso Glazed Cod）

　　這是我體認到健康的重要性後，學做的第一道菜。和本書推薦的所有食譜一樣，簡單，又同時兼顧美味與健康。食譜中的鱈魚可以依照個人喜好換成其他的肉質魚，例如鮭魚或台灣海域盛產的鬼頭刀都很適合。

材料（2 人份）

- 厚切鱈魚一塊 500 克
- 檸檬 ½ 顆，取汁
- 鹽 1 小匙
- 白味噌 1 大匙
- 蜂蜜 1 大匙
- 醬油 1 小匙
- 生薑 2 小匙，去皮切碎末

做法

1. 烤箱預熱到攝氏 190 度。
2. 用鹽和檸檬汁洗魚，在冷水下把魚沖洗乾淨後用廚房紙巾拍乾。
3. 在小碗中將味噌、蜂蜜、醬油和薑末混合成糊狀醬料，均勻地塗抹在魚肉上，將魚放到舖好鋁箔紙的烤盤上。
4. 將烤盤放入烤箱烘烤 15-20 分鐘，然後用上火再烤 5-7 分鐘。

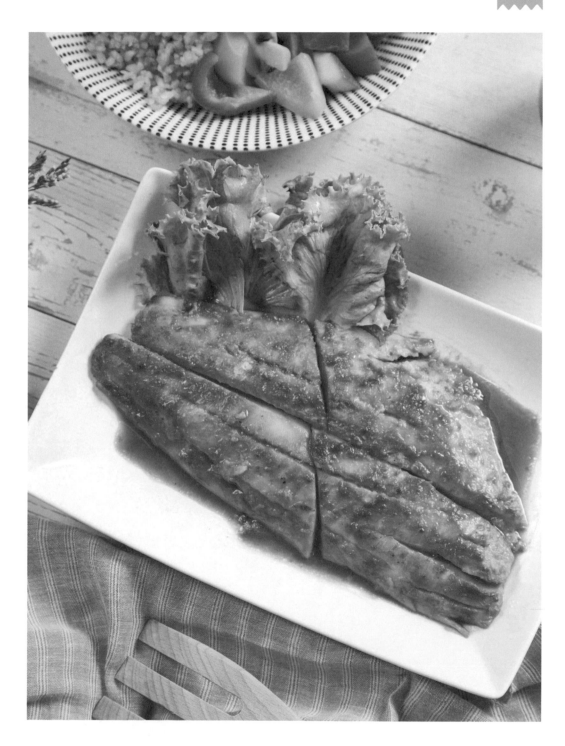

PART

4

綠色飲食
指南

為什麼要
關心綠色農業？

　　俗話說，人如其食。我們吃下肚的成分會變成我們身體的一部分。因此保護身體最簡單的方式，就是食用富含天然抗氧化成分、維生素、礦物質的新鮮全食物。無數研究顯示以植物為主（蔬菜、水果、全穀、豆類、茶）的飲食方式，搭配適量海鮮、禽肉或瘦肉，優質乳品（草飼動物的奶品或發酵製成的優格與起司），是對健康最好的飲食內容。

　　不過想吃得健康，慎選飲食內容只是第一步：因為食材的生長環境，以及後續加工生產方式，都會影響食物的營養密度與真正價值。簡單地說，要吃得健康，我們必須關心食物從「產地到餐桌」（From Farm to Table）的歷程。再好的超級食物，若是在濫用農藥的產地吃化肥長大，接著進到食品工廠高溫油炸，或被添加各種化學色素與防腐劑，反而成

為傷害身體健康的毒素。我們吃的究竟是營養？還是毒？就是為什麼綠色農業重要的原因。

有機農法與
慣行農法

我們時有所聞的化肥和農藥殘留，畜牧養殖動物的抗生素與生長激素濫用，海鮮的汞汙染等食安問題，都可能讓我們在不知情的狀況下，吃下各種會對身體造成傷害的毒素。因此我們要鼓勵大家關心並且支持綠色農業，盡可能選擇生態友善方式生產的食物。雖然以這種方式生產的食材價格可能比較高，但是吃美味的健康食物總比吃藥好。

生態友善農法（不管是否取得有機認證）與慣行農法本質上的最大差異，就是慣行農法完全依賴化學干預方式來對抗所謂的雜草與害蟲，並且是用化學肥料方式提供植物成長的養分。生態友善農法則是倚賴生物多樣性和自然堆肥等方式，強調建造並維護健康的生態系統，來生產健康與營養豐富的食物。美國史丹福大學研究團隊在 2012 年的一項檢視研究發現，有機農作物出現農藥殘留現象機率較低（比慣行農法少 30%）（72）。2014 年英國研究團隊針對 343 項研究的檢視研究更發現，慣行農法作物的農藥殘留達有機農法作物的四倍（73）。

由於農藥和抗生素問題對發育中的兒童造成的傷害可能更大，有幾項研究特別針對兒童食用傳統蔬果或有機蔬果後，尿液中的農藥量是否會出現變化進行研究。的確，2006年美國一項針對 3-11 歲孩童的研究結果就顯示，孩子們連續吃五天的有機飲食後，體內的馬拉松代謝物立刻降到檢測濃度以下，但當孩子們恢復傳統飲食時，體內的馬拉松代謝物也回到食用有機飲食前的水平（74）。

　　因此我們特別呼籲，針對特別容易被農藥污染的蔬果種類，購買有機或無毒版本（或是自己種）。美國環境工作組（Environmental Working Group，簡稱 EWG）每年都會整理出最常受到農藥污染的十二種蔬果，稱為 "Dirty Dozen"。2020 年出現在這份名單上的蔬果分別為：草莓、菠菜、羽衣甘藍、蜜桃、蘋果、葡萄、水蜜桃、櫻桃。很可惜台灣沒有團體協助整理這樣的名單，所以大家可以參考美國的資料，若要購買名單上的蔬果，請盡可能購買有機或無毒種植的。

人道飼養與
集約式飼養

　　我們在討論脂肪時，曾經提到許多研究發現飽和脂肪和心血管疾病風險有關，一個值得追查的問題是，真正增加心

血管疾病風險的，究竟是飽和脂肪本身，還是因為飽和脂肪的品質太糟糕？因為動物吃的飼料或食物，以及牠們被養大的方式，都會影響牠們的健康，更別說蛋白質和脂肪品質（這也是為何有些雞農會特別強調在蛋雞飼料內添加葉酸或Omega-3 等營養）。

先前提到的藍區（Blue Zone）長壽村的研究中，義大利薩丁尼亞島上百年人瑞們經常食用羊奶、優格和乳酪，偶爾食用雞肉與羊肉，這些食物都含有飽和脂肪酸，關鍵是當地幾千年來都是以自然的方式養雞養豬，放牧綿羊與山羊。

美國從 1920 年代後期開始大規模養殖家禽，自 1970 年代開始，豬農開始轉向工業化的養殖方式，酪農則繼而效仿。這種被稱為集約化飼養方式，將動物高度集中在狹小空間，追求的是最大效率與最大利潤。今天，我們絕大多數人攝取到的飽和脂肪來源都是集約化飼養方式養大的動物，美國非營利智庫 Sentience Institute 與市調機構 IPSOS Group 在2019 年公布的分析資料顯示，全美國有將近 99％的畜牧養殖動物是在工廠式的農場被養大，而全球的畜牧養殖動物則有 90% 是以這種方式養大。

在集約式農場被養大的動物，飼料通常是玉米、大豆、小麥等穀物，有些地方甚至會添加動物殘骸製成的副產品，更別說我們之前提到的生長激素和抗生素了。因此原本該吃牧草的牛，被迫要以玉米飼料為主食。當這些缺乏動物正常

生長所需的營養素、甚至違反動物自然飲食內容的飼料進入動物體內，就會成為它們身體的一部分，最後變成我們吃的肉品或奶製品。

例如美國畜牧業會為乳牛注射稱 rBGH 或 rBST 的重組牛隻生長激素，來增加乳牛的產奶量。rBGH 會刺激牛的肝臟產生另一種被稱為第一型胰島素生長因子（IGF-1），而 IGF-1 已被發現會促進細胞分裂和腫瘤生長，因此和多種癌症都有關聯性。糟糕的是，乳牛體內的 IGF-1 會跑到牛奶中，根據美國消費者聯盟的研究顯示，食用被注射 rBGH 乳牛製造的牛奶，可能造成 IGF-1 的吸收增加 25%~74%。此外被注射 rBGH 的乳牛容易出現乳房發炎問題，酪農因此會使用抗生素來幫動物治療，又加劇我們前面提過的抗生素濫用危機。

總部位於英國的非營利組織 Compassion for World Farming 曾經檢視 200 多項有關動物畜養方式和其營養關聯性的研究，得到的結論是動物被畜養的方式越符合動物福祉（也就是越接近動物原本在自然界的生長方式），營養成分就越高。例如以自由放牧和有機方式養大的雞，比傳統工業化飼養的雞，前者肉品的脂肪含量比後者低了 50%；若是飼養方式更人道，讓雞慢慢長大，雞肉的脂肪含量更降低 65%。此外吃牧草長大的牛所生產的牛肉，也比集約式農場生產的牛肉，少了 25%~50% 的動物脂肪。這些以人道和自

然的方式養大的動物，比起集約式農場飼養的動物，也含有更高比例的 Omega-3 脂肪酸和抗氧化物質。

慎選
海鮮

細心的讀者可能注意到，我們在本書並未特別介紹富含營養的魚類食物。雖然所有營養專家原則上都同意攝取適量的魚類，能幫助我們的身體獲取 Omega-3 必需脂肪酸家族的 EPA 和 DPA，而這兩種不飽和脂肪酸對大腦健康和身體的抗發炎機制非常重要。

然而當海洋已經成為人類最大的垃圾場，清不完的塑膠瓶和肉眼看不見的重金屬（例如汞）與化學毒物（例如多氯聯苯），讓我們在食用海鮮的同時，也同時吃進會長期累積在體內的環境毒素。因此在海鮮超級食物方面，會建議魚場的生態環境比吃甚麼魚更重要。

另一個原則是盡可能避免大型魚（例如鮪魚），因為這些魚種位在食物鏈末端，體內累積的汞和毒素較多。如果要食用海魚，請盡可能挑選來自汙染較低海域的魚獲。例如相較於嚴重汙染的大西洋海域，阿拉斯加是更好的選擇，由於當地不允許設置養殖魚場，所以不管是鮭魚或鱈魚，都是野生魚獲。

小心
食品添加劑

　　食品工業為了改良食物的風味、顏色、質地，或是降低成本等不同原因，會添加各種人工化學物質。以美國食品業為例，光是為了前述理由使用的食品化學添加物就超過 2500 種。若加上種植作物或養殖業過程中使用的各種化學物，預估進入整體食物鏈的化學物超過 12000 種（75）。由於評估特定添加物對健康的影響十分困難，絕大多數的情況下，我們都成了白老鼠，只有極少數的情況，當添加物造成的健康危害實在太嚴重或明顯，有關當局才會禁止這些物質。

　　因此我們要提醒讀者盡量避免食品化學添加劑，特別是人工甜味劑、人工香料、人工色素、人工乳化劑，以及化學防腐劑。

　　經常用在加工食品的人工甜味劑如糖精（Saccharin）和環己基磺醯胺酸鹽（Cyclamate）曾在動物實驗發現會導致膀胱癌，然而後續的人類觀察性研究未能證實兩者的關聯性，因此美國食品衛生管理局並未將人工甜味劑列入禁用名單，不過這絕非代表這些化學物質安全無虞。事實上，2014 年以色列研究人員就發現人工甜味劑可能改變會腸道菌相，進

而引起胰島素耐受不良（insulin intolerance）（76）。糖在我們體內的代謝與影響，並非只是單純產生熱量這麼簡單，試著用人工甜味劑忽悠身體，結果就可能像我們碰到害蟲只想用農藥解決一樣，反而破壞正常的生態系平衡，造成更多問題。

提到 FDA 未禁用的添加物並不代表安全性，最近被宣布從 2020 年 10 月 1 日起禁用的人工香料就是很好的例子。包括二苯酮（Benzophenone）、丙烯酸乙酯（Ethyl acrylate）、丁香油酚甲醚（Eugenyl methyl ether）、月桂烯（Myrcene）、胡薄荷酮（Pulegone）、吡啶（Pyridine）、苯乙烯（styrene）等用來模擬天然薄荷、柑橘和肉桂風味的人工添加劑，從 1964 年起被核准使用，並被大量使用於烘焙食品、糖果、碳酸飲料、口香糖和冰淇淋。雖然官方研究早發現會導致癌症，但 FDA 卻以人類攝取量低而無須擔心為由，遲遲不肯頒布禁令，直到多個健康團體對 FDA 提出正式訴訟才終於採取行動。

人類是視覺動物。美麗的食物會讓食物更吸引人，這也是為什麼食品業者會添加各種人工色素創造五顏六色的糖果和零食。很不幸的，這些用來取代真正水果的廉價人工色素不僅毫無營養價值，更會對身體造成傷害（對愛吃糖和零嘴的孩童特別危險）。2012 年加州大學研究人員曾經檢視相關證據，發現多種人工色素具有致癌性與遺傳毒性，還會引

起嚴重過敏反應。例如紅色 3 號色素會誘發動物癌症，紅色 40 號、黃色 5 號和黃色 6 號等色素受到致癌物污染。此外微生物學和動物研究還發現黃色 5 號色素具遺傳毒性，更會遺害子孫（77）。

　　許多加工食品，從冰淇淋、烘焙食品、到沙拉與素肉漢堡，都會添加所謂的人工乳化劑，讓食物的質地與口感變得更好，保存期限變得更長。然而 2015 年有一篇發表在知名《自然》（Nature）期刊的研究提供動物證據顯示，這些非天然化學物質進入體內，可能會影響腸道健康，並引起慢性發炎（78）。這個由美國喬治亞州立大學科學團隊進行的研究，是想了解食品添加劑與代謝症候群及肥胖的關係，因此研究人員模擬了人體的吸收量，餵食實驗動物少量的人工乳化劑（英文為 polysorbate-80 的聚山梨醇酯 80，以及英文為 carboxymethylcellulose 的羧甲基纖維素），結果某些實驗動物的免疫系統開始失調，更出現結腸炎症狀；而免疫系統正常的動物則是有腸道輕微發炎與代謝失調等問題，此外這些動物也吃得更多，同時伴隨肥胖、高血糖和胰島素阻抗症狀。研究團隊認為這些人工乳化劑可能干擾了身體的飽足訊號機制，並且改變腸道微生物菌相（引起腸道發炎）。由於人工乳化劑在食品工業的使用相當普遍，就連標榜健康的低脂或脫脂食品都會用到，所以請少吃加工食物吧，就能避開這些沒營養的地雷。

至於食物防腐劑，許多食物如糖、鹽、醋、酒精，甚至於迷迭香和奧瑞岡葉的萃取物，本身就是很好的天然防腐劑，我請大家避免的食物防腐劑不是這些，我要提醒大家避免的，是人工合成的化學防腐劑。例如經常添加於葡萄酒、果汁、罐頭和堅果作為防腐劑的二氧化硫，可能誘發某些健康脆弱族群的氣喘和呼吸道問題。苯甲酸／苯甲酸鈉也是另一種經常會引起兒童和脆弱族群氣喘的化學防腐劑。此外用來防止油脂變質的丁基羥基茴香醚（BHA）和相關化合物二丁基羥基甲苯（BHT），則已被世界衛生組織國際癌症研究署（International Agency for Research on Cancer; IARC）認定是可能的人體致癌物。

　　目前有關個別化學防腐劑對健康影響的研究其實不多，就已經有一堆令人擔心的健康議題，若長期食用少量但多樣的合成化學物質，這些化學物的累積與相互作用，加上改變我們腸道微生物系統的影響，很有可能就是造成全球健康危機的幫兇。事實上，法國科學團隊曾在 2019 年發表高度加工食品（Ultraprocessed Food）攝取量與較高死亡率具有關聯性的研究證據（79）。這個結果其實不讓人意外，因為高度加工食品的製程經常利用高溫或氫化等方式多次轉化食物，而且還會添加防腐劑、乳化劑、黏著劑等多種人工化學物。難怪吃得越多，也讓人走得越快。從現在開始，讓我們多吃能提供身體真正營養的原型及天然食物吧！

健康農食
哪裡買？

　　以下的農產生產或供應者資料，絕大部分是來自「好時 • 好物」平台共同創辦人高靜玉小姐多年採訪各地生態友善小農的口袋名單，有一部分是透過合樸農學市集創辦人陳孟凱博士的引薦，還有一部分是我們自己親自拜訪過的農場和店家。

　　編輯這份名單時，我心中滿滿是感恩，因為感謝這些農友和漁友的堅持和努力，我們才能享受到他們耕耘的成果，讓從農場到餐桌的健康飲食真的能夠發生。Enjoy! My friends!

新北

感蟹有你｜小卷
新北市萬里區港西路 29 號
FB：感蟹有你—漁職人

宜蘭

永昇甘蔗｜蓮藕、甘蔗原汁、糖蜜、雞蛋
FB：永昇甘蔗

采福好田｜番茄＆當季蔬菜
FB：采福好田

蘭陽金柑｜金棗
宜蘭縣礁溪鄉林美村林尾路 134-6 號
FB：林庭財—蘭陽金柑

桃園

楓田農場｜椴木香菇＆蔬果
桃園市復興區霞雲村佳志14之13號
FB：楓田農場 Fountain

華音山莊｜綠竹筍
桃園市復興區三民里基國派路162巷230號
FB：華音山莊綠竹筍

藤舍牧業｜竹地雞
桃園市新屋區後庄里五鄰四十三之一號
FB：藤舍牧業

新竹

關西散慢農場｜蘋果草莓
新竹關西鎮東光里十六張169號
FB：散慢農場─友善耕作蔬果

苗栗

寶島甘露｜甘露梨
苗栗縣卓蘭鎮中山路29號
FB：寶島甘露

台中

大肚山頂11鄰樂活農場｜蔬菜水果
台中市沙鹿區晉江里東晉東路15號
FB：大肚山頂11鄰樂活農場

二林詠豐果園｜巨峰葡萄
彰化縣二林鎮西斗里八間路 180 巷 36 號
FB：詠豐葡萄果園

雲林

口湖清茂農場｜大蒜
雲林縣口湖鄉民生路 18 巷 17 號
FB：清茂農場 / 自然農法

嘉義

邱家兄弟｜漁產與蝦
嘉義縣布袋鎮永安里大寮 375 號之 14
官網：https://www.chiubrothers.net/
FB：邱家兄弟生態級無毒水產育成中心

溪口陽光鵪鶉牧場｜鵪鶉蛋
嘉義縣溪口鄉溪民路 13 號
FB：陽光鵪鶉牧場

台南

台南市麻豆區井東里安業 55 號
FB：5012 柚意思

梅山春農場｜梅子
高雄市六龜區中庄192之15號
FB：梅山春・陪你健康「梅」一步

大王菜舖子｜有機與自然農法蔬果肉品（社區支持農業銷售平台）
花蓮縣壽豐鄉平和村平和二街8號
FB：大王菜舖子

慶鋁牧場｜雞肉、雞蛋、蛋捲、羊肉
花蓮縣鳳林鎮四維路63號
FB：中央山脈下的牧羊人─慶鋁牧場

秉達有機農場｜雞蛋、羊奶、蔬果
花蓮縣壽豐鄉樹湖村大樹腳72之9號
FB：秉達農場

大安日照開心農場｜放牧蛋
花蓮縣壽豐鄉鯉魚山的山腳下
FB：大安日照開心農場

917農場｜金針、咖啡豆、油菊、洛神花
花蓮縣玉里鎮高寮264-1號
FB：917農場

豪～美好西瓜 | 甜佳人西瓜
花蓮縣鳳林鎮花東縱谷的花蓮溪旁
FB：花蓮鳳林 豪～美好西瓜

味萬田 | 豆漿、豆腐
花蓮縣壽豐鄉共和村大同路 1 號
官網：https://www.mimanten.com/

Gaston & Gaby 法式烘培坊 | 有機酸種麵包
花蓮市民權六街三號
FB：Gaston + Gaby 法式烘培坊

台東

享蒔米 | 有機米
臺東縣長濱鄉長濱村長光 74 之 2 號
0933838590

天助蔗糖農莊 | 蔗糖
台東縣長濱鄉竹湖村移民路 32 之 3 號
0988-639-405

香辛深淵 | 蔬果、香辛料、香草
台東縣關山鎮關山郵局第 36 號信箱
官網：http://www.spicechasm.com/
FB：Spice Chasm 香辛深淵

阿山哥無毒小棧｜栗子地瓜、薑黃粉、茶葉
台東縣鹿野鄉永安村 7 鄰永安路 546 號
FB：阿山哥無毒小棧

傳奇教育休閒農場｜蓮霧
屏東縣南州鄉溪南村人和路 1 巷 266 號
0928-707038

TC 巧舖｜巧克力
官網：https://tcshop.com.tw/
屏東縣內埔鄉東勢村竹東路 158 巷 36 之 6 號
FB：TC 巧舖—屏東可可

頡緣快樂果園｜芒果
0931263262
FB：頡緣快樂果園

花滿蹊農場｜純露、花茶
台灣屏東大武山三地門
FB：花滿蹊理想・純露・花茶・生活

參考文獻

（1）Estruch R, Ros E, Salas-Salvadó J, Covas MI, Corella D, Arós F, Gómez-Gracia E, Ruiz-Gutiérrez V, Fiol M, Lapetra J, Lamuela-Raventos RM, Serra-Majem L, Pintó X, Basora J, Muñoz MA, Sorlí JV, Martínez JA, Fitó M, Gea A, Hernán MA, Martínez-González MA; PREDIMED Study Investigators. Primary Prevention of Cardiovascular Disease with a Mediterranean Diet Supplemented with Extra-Virgin Olive Oil or Nuts. N Engl J Med. 2018 Jun 21;378（25）:e34.

（2）Chawla D, Rizzo S, Zalocusky K, et al. Descriptive epidemiology of 16,780 hospitalized COVID-19 patients in the United States. medRxiv; 2020.

（3）Hamera M, Galeb CR, Kivimäkid M, Batty GD. Overweight, obesity, and risk of hospitalization for COVID-19: a community-based cohort study of adults in the United Kingdom. Proc Natl Acad Sci. 2020;117（35）:21011-21013.

（4）Todoric J, Di Caro G, Reibe S, Henstridge DC, Green CR, Vrbanac A, Ceteci F, Conche C, McNulty R, Shalapour S, Taniguchi K, Meikle PJ, Watrous JD, Moranchel R, Najhawan M, Jain M, Liu X, Kisseleva T, Diaz-Meco MT, Moscat J, Knight R, Greten FR, Lau LF, Metallo CM, Febbraio MA, Karin M. Fructose stimulated de novo lipogenesis is promoted by inflammation. Nat Metab. 2020 Oct;2（10）:1034-1045.

（5）Cabello FC, Godfrey HP, Tomova A, Ivanova L, Dölz H, Millanao A, Buschmann AH. Antimicrobial use in aquaculture re-examined: its relevance to antimicrobial resistance and to animal and human health. Environ Microbiol. 2013 Jul;15（7）:1917-42.

（6）DiFeliceantonio AG, Coppin G, Rigoux L, Edwin Thanarajah S, Dagher A, Tittgemeyer M, Small DM. Supra-Additive Effects of Combining Fat and Carbohydrate on Food Reward. Cell Metab. 2018 Jul 3;28（1）:33-44.e3.

（7）Turnbaugh PJ, Ley RE, Mahowald MA, Magrini V, Mardis ER, Gordon JI. An obesity-associated gut microbiome with increased capacity for energy harvest. Nature. 2006 Dec 21;444（7122）:1027-31.

（8）Ridaura VK, Faith JJ, Rey FE, Cheng J, Duncan AE, Kau AL, Griffin NW, Lombard V, Henrissat B, Bain JR, Muehlbauer MJ, Ilkayeva O, Semenkovich CF, Funai K, Hayashi DK, Lyle BJ, Martini MC, Ursell LK, Clemente JC, Van Treuren W, Walters WA, Knight R, Newgard CB, Heath AC, Gordon JI. Gut microbiota from twins discordant for obesity modulate metabolism in mice. Science. 2013 Sep 6;341（6150）:1241214.

（9）Yan YX, Xiao HB, Wang SS, Zhao J, He Y, Wang W, Dong J. Investigation of the Relationship Between Chronic Stress and Insulin Resistance in a Chinese Population. J Epidemiol. 2016 Jul 5;26（7）:355-60.

（10）Gurung M, Li Z, You H, Rodrigues R, Jump DB, Morgun A, Shulzhenko N. Role of gut microbiota in type 2 diabetes pathophysiology. EBioMedicine. 2020 Jan;51:102590.

（11）Iida N, Dzutsev A, Stewart CA, Smith L, Bouladoux N, Weingarten RA, Molina DA, Salcedo R, Back T, Cramer S, Dai RM, Kiu H, Cardone M, Naik S, Patri AK, Wang E, Marincola FM, Frank KM, Belkaid Y, Trinchieri G, Goldszmid RS. Commensal bacteria control cancer response to therapy by modulating the

超級食物飲食革命

tumor microenvironment. Science. 2013 Nov 22;342
（6161）:967-70.

（12）Sivan A, Corrales L, Hubert N, Williams JB,
Aquino-Michaels K, Earley ZM, Benyamin FW, Lei
YM, Jabri B, Alegre ML, Chang EB, Gajewski TF.
Commensal Bifidobacterium promotes antitumor
immunity and facilitates anti-PD-L1 efficacy. Science.
2015 Nov 27;350（6264）:1084-9.

（13）Matson V, Fessler J, Bao R, Chongsuwat T, Zha
Y, Alegre ML, Luke JJ, Gajewski TF. The commensal
microbiome is associated with anti-PD-1 efficacy in
metastatic melanoma patients. Science. 2018 Jan 5;359
（6371）:104-108.

（14）Gopalakrishnan V, Spencer CN, Nezi L, Reuben
A, Andrews MC, Karpinets TV, Prieto PA, Vicente D,
Hoffman K, Wei SC, Cogdill AP, Zhao L, Hudgens
CW, Hutchinson DS, Manzo T, Petaccia de Macedo
M, Cotechini T, Kumar T, Chen WS, Reddy SM,
Szczepaniak Sloane R, Galloway-Pena J, Jiang H, Chen
PL, Shpall EJ, Rezvani K, Alousi AM, Chemaly RF,
Shelburne S, Vence LM, Okhuysen PC, Jensen VB,
Swennes AG, McAllister F, Marcelo Riquelme Sanchez
E, Zhang Y, Le Chatelier E, Zitvogel L, Pons N, Austin-
Breneman JL, Haydu LE, Burton EM, Gardner JM,
Sirmans E, Hu J, Lazar AJ, Tsujikawa T, Diab A, Tawbi
H, Glitza IC, Hwu WJ, Patel SP, Woodman SE, Amaria
RN, Davies MA, Gershenwald JE, Hwu P, Lee JE, Zhang
J, Coussens LM, Cooper ZA, Futreal PA, Daniel CR,
Ajami NJ, Petrosino JF, Tetzlaff MT, Sharma P, Allison
JP, Jenq RR, Wargo JA. Gut microbiome modulates
response to anti-PD-1 immunotherapy in melanoma
patients. Science. 2018 Jan 5;359（6371）:97-103.

（15）Rafter J, Bennett M, Caderni G, Clune Y, Hughes
R, Karlsson PC, Klinder A, O'Riordan M, O'Sullivan
GC, Pool-Zobel B, Rechkemmer G, Roller M, Rowland
I, Salvadori M, Thijs H, Van Loo J, Watzl B, Collins
JK. Dietary synbiotics reduce cancer risk factors in
polypectomized and colon cancer patients. Am J Clin
Nutr. 2007 Feb;85（2）:488-96.

（16）Pala V, Sieri S, Berrino F, Vineis P, Sacerdote
C, Palli D, Masala G, Panico S, Mattiello A, Tumino
R, Giurdanella MC, Agnoli C, Grioni S, Krogh V.
Yogurt consumption and risk of colorectal cancer in the
Italian European prospective investigation into cancer
and nutrition cohort. Int J Cancer. 2011 Dec 1;129
（11）:2712-9.

（17）Yang JJ, Yu D, Xiang YB, Blot W, White E,
Robien K, Sinha R, Park Y, Takata Y, Lazovich D, Gao
YT, Zhang X, Lan Q, Bueno-de-Mesquita B, Johansson
I, Tumino R, Riboli E, Tjønneland A, Skeie G, Quirós
JR, Johansson M, Smith-Warner SA, Zheng W, Shu XO.
Association of Dietary Fiber and Yogurt Consumption
With Lung Cancer Risk: A Pooled Analysis. JAMA
Oncol. 2020 Feb 1;6（2）:e194107.

（18）Valles-Colomer M, Falony G, Darzi Y, Tigchelaar
EF, Wang J, Tito RY, Schiweck C, Kurilshikov A,
Joossens M, Wijmenga C, Claes S, Van Oudenhove L,
Zhernakova A, Vieira-Silva S, Raes J. The neuroactive
potential of the human gut microbiota in quality of life
and depression. Nat Microbiol. 2019 Apr;4（4）:623-
632.

（19）Gangwisch JE, Hale L, Garcia L, Malaspina D,
Opler MG, Payne ME, Rossom RC, Lane D. High
glycemic index diet as a risk factor for depression:
analyses from the Women's Health Initiative. Am J Clin
Nutr. 2015 Aug;102（2）:454-63.

（20）Li D, Tong Y, Li Y. Dietary Fiber Is Inversely
Associated With Depressive Symptoms in Premenopausal
Women. Front Neurosci. 2020 May 6;14:373.

（21）Miki T, Eguchi M, Kurotani K, Kochi T,
Kuwahara K, Ito R, Kimura Y, Tsuruoka H, Akter S,
Kashino I, Kabe I, Kawakami N, Mizoue T. Dietary fiber
intake and depressive symptoms in Japanese employees:
The Furukawa Nutrition and Health Study. Nutrition.
2016 May;32（5）:584-9.

（22）Xu H, Li S, Song X, Li Z, Zhang D. Exploration
of the association between dietary fiber intake and
depressive symptoms in adults. Nutrition. 2018

Oct;54:48-53.

（23）Allaert FA, Demais H, Collén PN. A randomized controlled double-blind clinical trial comparing versus placebo the effect of an edible algal extract（Ulva Lactuca）on the component of depression in healthy volunteers with anhedonia. BMC Psychiatry. 2018 Jun 28;18（1）:215.

（24）Kim CS, Byeon S, Shin DM. Sources of Dietary Fiber Are Differently Associated with Prevalence of Depression. Nutrients. 2020 Sep 14;12（9）:2813.

（25）Restrepo B, Angkustsiri K, Taylor SL, Rogers SJ, Cabral J, Heath B, Hechtman A, Solomon M, Ashwood P, Amaral DG, Nordahl CW. Developmental-behavioral profiles in children with autism spectrum disorder and co-occurring gastrointestinal symptoms. Autism Res. 2020 Oct;13（10）:1778-1789.

（26）Kang DW, Adams JB, Gregory AC, Borody T, Chittick L, Fasano A, Khoruts A, Geis E, Maldonado J, McDonough-Means S, Pollard EL, Roux S, Sadowsky MJ, Lipson KS, Sullivan MB, Caporaso JG, Krajmalnik-Brown R. Microbiota Transfer Therapy alters gut ecosystem and improves gastrointestinal and autism symptoms: an open-label study. Microbiome. 2017 Jan 23;5（1）:10.

（27）Strickland S. Blood will out: vascular contributions to Alzheimer's disease. J Clin Invest. 2018 Feb 1;128（2）:556-563.

（28）Ising C, Venegas C, Zhang S, Scheiblich H, Schmidt SV, Vieira-Saecker A, Schwartz S, Albasset S, McManus RM, Tejera D, Griep A, Santarelli F, Brosseron F, Opitz S, Stunden J, Merten M, Kayed R, Golenbock DT, Blum D, Latz E, Buée L, Heneka MT. NLRP3 inflammasome activation drives tau pathology. Nature. 2019 Nov;575（7784）:669-673.

（29）Marizzoni M, Cattaneo A, Mirabelli P, Festari C, Lopizzo N, Nicolosi V, Mombelli E, Mazzelli M, Luongo D, Naviglio D, Coppola L, Salvatore M, Frisoni GB. Short-Chain Fatty Acids and Lipopolysaccharide as Mediators Between Gut Dysbiosis and Amyloid

Pathology in Alzheimer's Disease. J Alzheimers Dis. 2020;78（2）:683-697. doi: 10.3233/JAD-200306. PMID: 33074224.

（30）Scarmeas N, Stern Y, Tang MX, Mayeux R, Luchsinger JA. Mediterranean diet and risk for Alzheimer's disease. Ann Neurol. 2006 Jun;59（6）:912-21.

（31）McEvoy CT, Guyer H, Langa KM, Yaffe K. Neuroprotective Diets Are Associated with Better Cognitive Function: The Health and Retirement Study. J Am Geriatr Soc. 2017 Aug;65（8）:1857-1862.

（32）Ballarini T, Melo van Lent D, Brunner J, Schröder A, Wolfsgruber S, Altenstein S, Brosseron F, Buerger K, Dechent P, Dobisch L, Duzel E, Ertl-Wagner B, Fliessbach K, Freiesleben SD, Frommann I, Glanz W, Hauser D, Haynes JD, Heneka MT, Janowitz D, Kilimann I, Laske C, Maier F, Metzger CD, Munk M, Perneczky R, Peters O, Priller J, Ramirez A, Rauchmann B, Roy N, Scheffler K, Schneider A, Spottke A, Spruth EJ, Teipel SJ, Vukovich R, Wiltfang J, Jessen F, Wagner M; DELCODE study group. Mediterranean Diet, Alzheimer Disease Biomarkers and Brain Atrophy in Old Age. Neurology. 2021 May 5:10.1212/WNL.0000000000012067.

（33）Li F, Hullar MA, Schwarz Y, Lampe JW. Human gut bacterial communities are altered by addition of cruciferous vegetables to a controlled fruit- and vegetable-free diet. J Nutr. 2009 Sep;139（9）:1685-91.

（34）Liou CS, Sirk SJ, Diaz CAC, Klein AP, Fischer CR, Higginbottom SK, Erez A, Donia MS, Sonnenburg JL, Sattely ES. A Metabolic Pathway for Activation of Dietary Glucosinolates by a Human Gut Symbiont. Cell. 2020 Feb 20;180（4）:717-728.e19.

（35）Cha YS, Oh SH. Investigation of γ -aminobutyric acid in Chinese cabbages and effects of the cabbage diets on lipid metabolism and liver function of rats administered with ethanol. J. Korean Soc. Food Sci. Nutr. 2000; 29: 500–505.

（36）Fuller Z, Louis P, Mihajlovski A, Rungapamestry V,

超級食物飲食革命

Ratcliffe B, Duncan AJ. Influence of cabbage processing methods and prebiotic manipulation of colonic microflora on glucosinolate breakdown in man. Br J Nutr. 2007 Aug;98（2）:364-72.

（37）1. Yuan GF, Sun B, Yuan J, Wang QM. Effects of different cooking methods on health-promoting compounds of broccoli. J Zhejiang Univ Sci B. 2009 Aug;10（8）:580-8.

2. Wang GC, Farnham M, Jeffery EH. Impact of thermal processing on sulforaphane yield from broccoli（Brassica oleracea L. ssp. italica）. J Agric Food Chem. 2012 Jul 11;60（27）:6743-8.

（38）Smith TK, Mithen R, Johnson IT. Effects of Brassica vegetable juice on the induction of apoptosis and aberrant crypt foci in rat colonic mucosal crypts in vivo. Carcinogenesis. 2003 Mar;24（3）:491-5.

（39）Lee YR, Chen M, Lee JD, Zhang J, Lin SY, Fu TM, Chen H, Ishikawa T, Chiang SY, Katon J, Zhang Y, Shulga YV, Bester AC, Fung J, Monteleone E, Wan L, Shen C, Hsu CH, Papa A, Clohessy JG, Teruya-Feldstein J, Jain S, Wu H, Matesic L, Chen RH, Wei W, Pandolfi PP. Reactivation of PTEN tumor suppressor for cancer treatment through inhibition of a MYC-WWP1 inhibitory pathway. Science. 2019 May 17;364（6441）:eaau0159.

（40）Przybylska S. Lycopene – a bioactive carotenoid offering multiple health benefits: a review. Int J Food Sci Technol. 2020; 55: 11-32.

（41）Ren L, Perera C, Hemar Y. Antitumor activity of mushroom polysaccharides: a review. Food Funct. 2012 Nov;3（11）:1118-30.

（42）Figueiredo L, Régis WCB. Medicinal mushrooms in adjuvant cancer therapies: an approach to anticancer effects and presumed mechanisms of action. Nutrire. 2017; 42（28）.

（43）Guasch-Ferré M, Babio N, Martínez-González MA, Corella D, Ros E, Martín-Peláez S, Estruch R, Arós F, Gómez-Gracia E, Fiol M, Santos-Lozano JM, Serra-Majem L, Bulló M, Toledo E, Barragán R, Fitó M, Gea A, Salas-Salvadó J; PREDIMED Study Investigators. Dietary fat intake and risk of cardiovascular disease and all-cause mortality in a population at high risk of cardiovascular disease. Am J Clin Nutr. 2015 Dec;102（6）:1563-73.

（44）Siri-Tarino PW, Sun Q, Hu FB, Krauss RM. Meta-analysis of prospective cohort studies evaluating the association of saturated fat with cardiovascular disease. Am J Clin Nutr. 2010 Mar;91（3）:535-46.

（45）de Souza RJ, Mente A, Maroleanu A, Cozma AI, Ha V, Kishibe T, Uleryk E, Budylowski P, Schünemann H, Beyene J, Anand SS. Intake of saturated and trans unsaturated fatty acids and risk of all cause mortality, cardiovascular disease, and type 2 diabetes: systematic review and meta-analysis of observational studies. BMJ. 2015 Aug 11;351:h3978.

（46）Siri-Tarino PW, Sun Q, Hu FB, Krauss RM. Saturated fat, carbohydrate, and cardiovascular disease. Am J Clin Nutr. 2010 Mar;91（3）:502-9.

（47）Praagman J, Vissers LET, Mulligan AA, Laursen ASD, Beulens JWJ, van der Schouw YT, Wareham NJ, Hansen CP, Khaw KT, Jakobsen MU, Sluijs I. Consumption of individual saturated fatty acids and the risk of myocardial infarction in a UK and a Danish cohort. Int J Cardiol. 2019 Mar 15;279:18-26.

（48）Ravnskov U, Diamond DM, Hama R, Hamazaki T, Hammarskjöld B, Hynes N, Kendrick M, Langsjoen PH, Malhotra A, Mascitelli L, McCully KS, Ogushi Y, Okuyama H, Rosch PJ, Schersten T, Sultan S, Sundberg R. Lack of an association or an inverse association between low-density-lipoprotein cholesterol and mortality in the elderly: a systematic review. BMJ Open. 2016 Jun 12;6（6）:e010401.

（49）Tsoupras A, Lordan R, Zabetakis I. Inflammation, not Cholesterol, Is a Cause of Chronic Disease. Nutrients. 2018 May 12;10（5）:604.

（50）Yu Z, Malik VS, Keum N, Hu FB, Giovannucci EL, Stampfer MJ, Willett WC, Fuchs CS, Bao Y. Associations between nut consumption and inflammatory biomarkers. Am J Clin Nutr. 2016 Sep;104（3）:722-8.

（51）Berryman CE, West SG, Fleming JA, Bordi PL, Kris-Etherton PM. Effects of daily almond consumption on cardiometabolic risk and abdominal adiposity in healthy adults with elevated LDL-cholesterol: a randomized controlled trial. J Am Heart Assoc. 2015 Jan 5;4（1）:e000993.

（52）Chauhan A, Chauhan V. Beneficial Effects of Walnuts on Cognition and Brain Health. Nutrients. 2020 Feb 20;12（2）:550.

（53）Atanasov AG, Adriano Mollica, Agnieszka Szostak, et al. Pecan nuts: A review of reported bioactivities and health effects Trends in Food Science & technology. 2018 Jan;71:246-257.

（54）Scott TM, Rasmussen HM, Chen O, Johnson EJ. Avocado Consumption Increases Macular Pigment Density in Older Adults: A Randomized, Controlled Trial. Nutrients. 2017 Aug 23;9（9）:919.

（55）1.Ostlund RE Jr. Phytosterols and cholesterol metabolism. Curr Opin Lipidol. 2004 Feb;15（1）:37-41.

2. Klippel KF, Hiltl DM, Schipp B. A multicentric, placebo-controlled, double-blind clinical trial of beta-sitosterol（phytosterol）for the treatment of benign prostatic hyperplasia. German BPH-Phyto Study group. Br J Urol. 1997 Sep;80（3）:427-32.

（56）Awad AB, Roy R, Fink CS. Beta-sitosterol, a plant sterol, induces apoptosis and activates key caspases in MDA-MB-231 human breast cancer cells. Oncol Rep. 2003 Mar-Apr;10（2）:497-500.

（57）Nielsen ES , Garnås E , Jensen KJ , Hansen LH , Olsen PS , Ritz C , Krych L , Nielsen DS . Lacto-fermented sauerkraut improves symptoms in IBS patients independent of product pasteurisation - a pilot study. Food Funct. 2018 Oct 17;9（10）:5323-5335.

（58）An SY, Lee MS, Jeon JY, Ha ES, Kim TH, Yoon JY, Ok CO, Lee HK, Hwang WS, Choe SJ, Han SJ, Kim HJ, Kim DJ, Lee KW. Beneficial effects of fresh and fermented kimchi in prediabetic individuals. Ann Nutr

Metab. 2013;63（1-2）:111-9.

（59）Tapsell LC. Fermented dairy food and CVD risk. Br J Nutr. 2015 Apr;113 Suppl 2:S131-5.

（60）Peters A, Krumbholz P, Jäger E, Heintz-Buschart A, Çakir MV, Rothemund S, Gaudl A, Ceglarek U, Schöneberg T, Stäubert C. Metabolites of lactic acid bacteria present in fermented foods are highly potent agonists of human hydroxycarboxylic acid receptor 3. PLoS Genet. 2019 May 23;15（5）:e1008145.

（61）Sahin I, Bilir B, Ali S, Sahin K, Kucuk O. Soy Isoflavones in Integrative Oncology: Increased Efficacy and Decreased Toxicity of Cancer Therapy. Integr Cancer Ther. 2019 Jan-Dec;18:1534735419835310.

（62）Ylilauri MPT, Voutilainen S, Lönnroos E, Virtanen HEK, Tuomainen TP, Salonen JT, Virtanen JK. Associations of dietary choline intake with risk of incident dementia and with cognitive performance: the Kuopio Ischaemic Heart Disease Risk Factor Study. Am J Clin Nutr. 2019 Dec 1;110（6）:1416-1423.

（63）Ano Y, Nakayama H. Preventive Effects of Dairy Products on Dementia and the Underlying Mechanisms. Int J Mol Sci. 2018 Jun 30;19（7）:1927.

（64）Pala V, Sieri S, Berrino F, Vineis P, Sacerdote C, Palli D, Masala G, Panico S, Mattiello A, Tumino R, Giurdanella MC, Agnoli C, Grioni S, Krogh V. Yogurt consumption and risk of colorectal cancer in the Italian European prospective investigation into cancer and nutrition cohort. Int J Cancer. 2011 Dec 1;129（11）:2712-9.

（65）Díaz-López A, Bulló M, Martínez-González MA, Corella D, Estruch R, Fitó M, Gómez-Gracia E, Fiol M, García de la Corte FJ, Ros E, Babio N, Serra-Majem L, Pintó X, Muñoz MÁ, Francés F, Buil-Cosiales P, Salas-Salvadó J. Dairy product consumption and risk of type 2 diabetes in an elderly Spanish Mediterranean population at high cardiovascular risk. Eur J Nutr. 2016 Feb;55（1）:349-60.

（66）Yasuda S, Ohkura N, Suzuki K, Yamasaki M, Nishiyama K, Kobayashi H, Hoshi Y, Kadooka Y, Igoshi

K. Effects of highly ripened cheeses on HL-60 human leukemia cells: antiproliferative activity and induction of apoptotic DNA damage. J Dairy Sci. 2010 Apr;93（4）:1393-400.

（67）Iwaniak, A.; Mogut, D. Metabolic Syndrome-Preventive Peptides Derived from Milk Proteins and Their Presence in Cheeses: A Review. Appl. Sci. 2020; 10: 2772.

（68）López-Expósito, I., Amigo, L. & Recio, I. A mini-review on health and nutritional aspects of cheese with a focus on bioactive peptides. Dairy Sci. & Technol. 2012; 92: 419–438.

（69）Wu J, Cho E, Giovannucci EL, Rosner BA, Sastry SM, Willett WC, Schaumberg DA. Dietary Intakes of Eicosapentaenoic Acid and Docosahexaenoic Acid and Risk of Age-Related Macular Degeneration. Ophthalmology. 2017 May;124（5）:634-643.

（70）Avallone R, Vitale G, Bertolotti M. Omega-3 Fatty Acids and Neurodegenerative Diseases: New Evidence in Clinical Trials. Int J Mol Sci. 2019 Aug 30;20（17）:4256.

（71）Zhang Y, Chen J, Qiu J, Li Y, Wang J, Jiao J. Intakes of fish and polyunsaturated fatty acids and mild-to-severe cognitive impairment risks: a dose-response meta-analysis of 21 cohort studies. Am J Clin Nutr. 2016 Feb;103（2）:330-40.

（72）Smith-Spangler C, Brandeau ML, Hunter GE, Bavinger JC, Pearson M, Eschbach PJ, Sundaram V, Liu H, Schirmer P, Stave C, Olkin I, Bravata DM. Are organic foods safer or healthier than conventional alternatives?: a systematic review. Ann Intern Med. 2012 Sep 4;157（5）:348-66.

（73）Baranski M, Srednicka-Tober D, Volakakis N, Seal C, Sanderson R, Stewart GB, Benbrook C, Biavati B, Markellou E, Giotis C, Gromadzka-Ostrowska J, Rembia kowska E, Skwar o-So ta K, Tahvonen R, Janovská D, Niggli U, Nicot P, Leifert C. Higher antioxidant and lower cadmium concentrations and lower incidence of pesticide residues in organically grown crops: a systematic literature review and meta-analyses. Br J Nutr. 2014 Sep 14;112（5）:794-811.

（74）Lu C, Toepel K, Irish R, Fenske RA, Barr DB, Bravo R. Organic diets significantly lower children's dietary exposure to organophosphorus pesticides. Environ Health Perspect. 2006 Feb;114（2）:260-3.

（75）Pressman P, Clemens R, Hayes W, Reddy C. Food additive safety: a review of toxicologic and regulatory issues. Toxicol Research Applic. 2017;1:1–22.

（76）Suez J, Korem T, Zeevi D, Zilberman-Schapira G, Thaiss CA, Maza O, Israeli D, Zmora N, Gilad S, Weinberger A, Kuperman Y, Harmelin A, Kolodkin-Gal I, Shapiro H, Halpern Z, Segal E, Elinav E. Artificial sweeteners induce glucose intolerance by altering the gut microbiota. Nature. 2014 Oct 9;514（7521）:181-6.

（77）Kobylewski S, Jacobson MF. Toxicology of food dyes. Int J Occup Environ Health. 2012 Jul-Sep;18（3）:220-46.

（78）Chassaing B, Koren O, Goodrich JK, Poole AC, Srinivasan S, Ley RE, Gewirtz AT. Dietary emulsifiers impact the mouse gut microbiota promoting colitis and metabolic syndrome. Nature. 2015 Mar 5;519（7541）:92-6.

（79）Schnabel L, Kesse-Guyot E, Allès B, Touvier M, Srour B, Hercberg S, Buscail C, Julia C. Association Between Ultraprocessed Food Consumption and Risk of Mortality Among Middle-aged Adults in France. JAMA Intern Med. 2019 Apr 1;179（4）:490-498.

超級食物飲食革命

大腦科學家教你運用日常食物中最強大的成分，顧好腸道健康，
對抗發炎、預防肥胖、糖尿病、癌症、憂鬱症、自閉症、失智症

作者	黃玉華
責任編輯	林志恒
封面設計	化外設計
內頁設計	化外設計
攝影	黃世澤
食譜示範	林志恒

發行人	許彩雪
總編輯	林志恆
行銷企畫	徐緯程
出版者	常常生活文創股份有限公司
地址	台北市 106 大安區信義路二段 130 號

讀者服務專線	(02) 2325-2332
讀者服務傳真	(02) 2325-2252
讀者服務信箱	goodfood@taster.com.tw

法律顧問	浩宇法律事務所
總經銷	大和圖書有限公司
電話	(02) 8990-2588(代表號)
傳真	(02) 2290-1628

製版印刷	龍岡數位文化股份有限公司
初版一刷	2021 年 8 月
定價	新台幣 420 元
ISBN	978-986-06452-3-1

國家圖書館出版品預行編目（CIP）資料

超級食物飲食革命：大腦科學家教你運用日常食物中最強大的成分，顧
好腸道健康，對抗發炎、預防肥胖、糖尿病、癌症、憂鬱症、自閉症、失智
症／黃玉華作. -- 初版. -- 臺北市: 常常生活文創股份有限公司, 2021.08
　面；　公分. -- (Healthy plate ; 19)
ISBN 978-986-06452-3-1（平裝）

1.腸道病毒　2.健康法　3.食譜

415.55　　　　　　　　　　　　　　　　　110013096

FB｜常常好食　　網站｜食醫行市集